身体の痛みを取るには気功がいい！

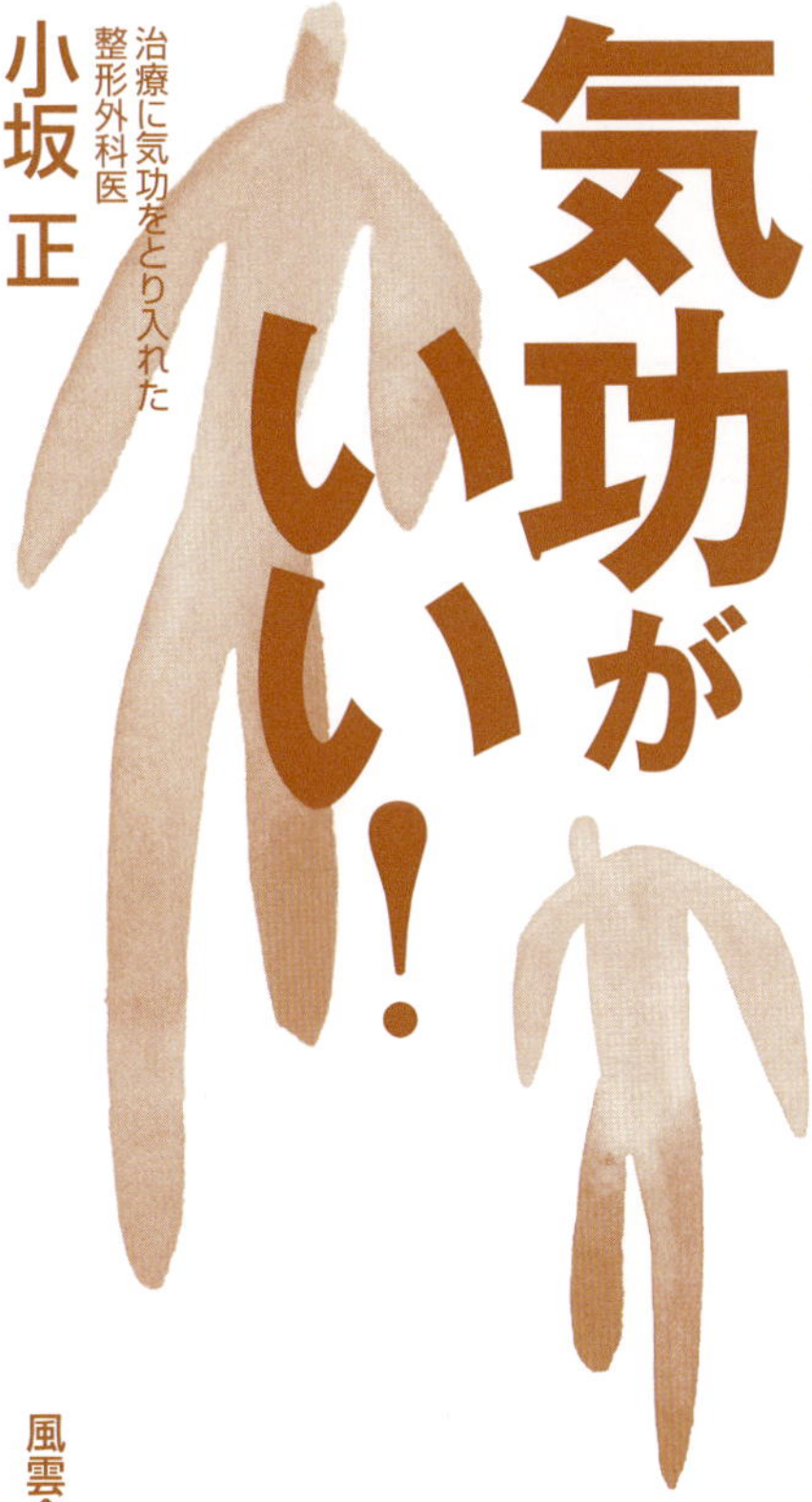

治療に気功をとり入れた整形外科医

小坂 正

風雲舎

（はじめに）整形外科医から「治療家」へ

私は整形外科医です。

大病院で研修を受け、そこの医局に所属する、注射と手術の大好きな、まじめな整形外科医でした。バリバリ手術をこなし、病気や怪我で苦しんでいる人をできるだけ早く治したいと夢中でした。

そうやって十年経ったころです。

気がつけば、あれもできる、これもできると自信を持った一人前の医者になっていました。「とにかく治すのが第一」と意気込んでいました。

そんなあるとき、恩師に「副都心の再開発地で開業してはどうか」と薦められて、それを機に、一九八五年の夏、東京・池袋のビルの一フロアーを借りて整形外科クリニックを始めました。〝ビル診医〟と呼びます。

ビル診医は一人で好きなように活躍できます。

私が掲げたテーマは、「手術なし、入院もなし、何がどうでも治してしまう」という実践的なものです。痛み、不自由を早く治し、「あそこは治る」という実績を作ることでした。勤務医時代に比べて、段違いに暇です。診察時間は朝九時から夜の六時まで。朝一番に入り、最後にシャッターを閉めるのは自分です。土曜日の午後からはバイトでよその病院へ行きます。そうして頑張るうちに、あそこはなかなかだとか、どこへ行っても治らない人が治ったとかで、少しずつ患者さんが来てくれるようになっていました。


一貫して追求してきたのは、「どうしたら早く治るか」です。

そのために片っ端から先人の本を読みました。医者の本も、医者でない人の本も、実際に病気を治した人の本を読みまくりました。名人、名医、著名なヒーラーと呼ばれる人たちは、まるで神様のようにやすやすと病気を治していました。普通の医者にできないことをやっていました。私はよだれが出ました。私もそうなりたいと心中で叫んでいました。夢中になってそういう名人たちの治療法を勉強してみると、いろいろな治療法が見えてきました。あれも知りたい、これもマスターしたい。そうしたチャレンジの中で出会ったのが「気功」です。これは私の中にスッと溶け込みました。

二〇〇五年のことです。開業して二十年が過ぎていました。

整形外科医が気功の練習を始めたのです。やがて気功ができるようになると、診療も治療も様変わりしました。それを教えてくれたのは患者さんです。

朝起きると、痛かった身体がまったく違う身体に変わっている。

片足でケンケンしながら受診したのに、帰りは普通に歩いて帰った。

足を骨折したのに、ギプスも巻かず、松葉杖も突かず、翌日、普通に靴を履いて仕事に行った。

怪我の治療に来たのに、長年の頭痛も、便秘も、うつも、パニック障害も、ついでに治ってしまった。

何分か診療したあとで、「痛み止めの薬はどうしますか」と聞くと、「痛くないからいりません」と答える。

来院した患者さんが帰るときには、ほとんど治っているのです。

そんな事態が続出するようになったのです。

気功を練習して半年後、驚くべきことが起きました。

著名な大学病院で「脊髄麻痺で回復の見込みなし」と宣告された患者さんが気功治療で回復したのです。「脊髄麻痺は絶対に治らない」というのは常識です。それが、元の身体に戻ったのです。

これは私自身にも、三十年余の整形外科医としての常識を根底から覆《くつがえ》される大事件でした。医学を信奉し、それに沿って手術をし尽くしてきた過去の経験知とは相容れない衝撃です。私はそれまでの知識を総動員してこの大事件に医学的な解明を試みましたが、答えを得ることはできませんでした。既存の識見との合致点が見出せずに、自分なりの答えを得るために六年間苦闘しました。

しかし臨床医としては、そんなことは気にしません。

治ればいいのです。整形外科的対応だろうが気功による対応だろうが、シンプルに、早くよくなれば万事オーケーです。痛みや苦しみやつらさが、楽に、早く、安く、治る……いいことづくめです。

それから八年ほどが経ちます。

私は気功に自信を深め、信念を持ち、実績を積みました。心のどこかにあった気功という治療への戸惑いがなくなりました。治す能力は上昇し、これからもアップしそうな様子です。治癒を求める患者さんには一層ハッピーな事態となりました。気功の力を十全に使えるようになれば、どこまで病気を治せるものかと私の期待は高まっています。

これまで私が学んだ医学は化学と物理の世界です。気の世界はまったく異質なので、これまでの医学とは別に考えるしかありません。三十年余医者を続けてきた私の頭は旧来の医学常識に凝り固まっていて、初めは気功のもたらす事実に困惑して悲鳴をあげていました。でも気功に本気で取り組むにつれ、しだいにその事実に慣れて、なじんでいきました。

気功は「気」です。目に見えません。気がどのように人体に作用して、どのような影響を与えているのか。私は、そうしたことを解明したいという思い以上に、もっと上手になれそうな予感にどっぷりとつかっています。さらに気の向こうにある「心」や「魂」、さらに「愛」へと向かっています。気に加えて、心や魂や愛を取り込んだ治療です。その地平に、痛みや苦しみ、悩みを治してくれる本物の救いがあるにちがいないと夢見ています。

二〇一一年からはホームページで診療ブログを公開しています。ただ、その内容が医者から見るとありえないような話ばかりなので困ってしまいます。自分でも書いていて信じられません（まともな医者の意識では）。どう受け止められるのだろうかという気がかりはあります。アクセスした方々も、読めば読むほどあやしく感じるようで、なかには「あらかじめ読んでいたら来なかった」とおっしゃった方もいます。気功が治療の面でいつかはメジャーになることを願っていますが、真実であるものほど、ある時期マイナーなのかもしれません。

それでも治りたい気持ちが強い方は来院してくれます。気功は信じる、信じないではなく、治りたい気持ちが治る力につながるので、そこはうまくできています。

私はこの世界の入り口にたどり着いたばかりですが、日々新天地が開かれているように感じています。私の願いは、これまでの整形外科医から、治らないものを治せる治療家になることです。今私が目覚めつつあるうれしい治療の事実が、新しい真実になる日を願っています。

小坂　正

二〇一三年五月

身体の痛みを取るには気功がいい！——目次

カバー装幀――山口真理子

《第一章》

私が整形外科を選んだわけ

ちょっと間の抜けた鈍才

中学に入ったばかりの新学期のことです。

英語という学科が初めて出てきました。アルファベットには大文字と小文字があります。私は、これはとうてい覚えられないと感じて、「先生、これは無理です、せめてどっちか片方にしてくれませんか」と頼みました。

「バカ野郎」と怒鳴られました。

父親は高校の教師です。

札幌生まれの私は父の転勤に伴って、倶知安、釧路と住まいが変わりました。

小学二年から高校三年までずっと釧路。ここは寒い町です。真夏でも気温が二〇度を越えることはめったになく、いつもガス（濃霧）がかかっていて、晴れの日もほとんどありません。北海道の東部・道東と呼ばれる釧路、網走、根室、知床のあたりは、少年の目にはいつもどんよりと陰鬱でした。それを反映してかどうか、学力的にも低レベル地帯です。

それを象徴するのが東大合格者の人数です。

高校時代の同級生の一人が東大に入りましたが、この地方からの東大入学者は、北海道の開拓時代から勘定してもやっと四人目か五人目というありさまでした。何かを目指す人間は、早くから札幌に出なければなりません。札幌の進学校に行かなければ上の学校を狙えない……そんな気分が重くのしかかっていました。はっきり覚えているのは物理の時間です。私が何かを質問すると、先生は「おれにはわからない、お前、自分で勉強しろ」と答えてサバサバした態度でした。唖然としました。先生も生徒もそんな雰囲気です。そのような空気の中で、私はまぎれもなく、ちょっと間の抜けた鈍才でした。

八人兄弟の上から二番目。妹が一人のほかは全員男の子。全員が幼児洗礼を受けたカトリックです。高校一年生ぐらいまで教会のミサに欠かさず通いました。家中がみんな行ったからです。「ぼくは行かない」という知恵はまだ浮かびません。

カトリックにはカトリックの考え方があり、子どものころから天使や悪魔のこと、罪の意識を教えられます。この現実の人生は仮の姿で、本当の姿は別にあります……そう教えられると、子どもにとっては、現実がダブって見えます。目の前の現実は仮の姿、ホンモノは別にある……ふーん?

ニセモノとホンモノがあるのなら、子どもは目の前の現実を直視しなくなります。こいつはホンモノじゃないからまあいいや……という対応になりがちです。現実のひとつひとつの動きにきちんと対応しなくなるのです。するとこういう子どもは〝ちょっと間の抜けた鈍才〟になります。少し賢い子なら、これは現実、これは宗教の世界、と区別してそれぞれ別個の対応ができるのですが、私にはそういう才覚はありませんでした。いつも頭に二重のスタンダードがこびりついていて、それが枷《かせ》のようになって、何ごとにもどっちつかずの対応をさせていたのです。

子ども時分から子どもに縁のないことを教えられると、その子は頭がおかしくなります。私は長ずるにしたがって教会に行くのが苦痛になり、高校を卒業して親と一緒に暮らすことがなくなって、やっとその世界とは縁遠くなりました。

当時感じたのは、現実離れです。信者にも教会にも何か違うと感じました。口では美しいことを言っていても、実際は違います。狭い共同体の中で生きていると、いやでもそういう場面が目に入ります。だから人々がフォーマルな場で言うことも、どこか嘘っぽいと感じました。

とはいえその呪縛は私の中に色濃くしみこんで、頭のてっぺんからつま先まで染まっていました。なにしろ赤ちゃんのとき以来の枷です。白紙状態なら、素直に感じることができたことが、抗《あらが》いようもなく枷をはめられたせいで、感じられなかったという思いがずっと残っています。結果として、ずいぶんゆがんだ道を歩んだと自分では思っています。

不必要ではない仕事って何だろう？

高校生になると、学力は少し上がりました。といっても抜きんでた秀才ではなく、目立つものもとくにありません。三年間続けたバドミントンもパッとしませんでした。

さて進路をどうしようか。親の跡を継ぐ家業もなし。資産があるでもなし。自分の力で生きていくしかない。さて何をしようか？

コツコツとものごとを積んでいく、やりがいのある仕事はないだろうか？　年季を積んだ分、それが蓄積されていくような仕事、年齢を加えたからといってマイナスにならず、だんだん能力が深まるような仕事はないだろうか。取り立てて才能のない、取り柄のない人間にとっての仕事とは何だろう……？

感じやすい高校生の目には、周りのどんな仕事も大して意味あるものには映りません。公務員も自営業も商いも飲み屋も、あってもなくてもいいような仕事に見えます。本当の意味で必要な仕事には見えません。

本当に必要な仕事？

農業……？

そう考えたこともありました。

農業は間違いなく必要です。食べ物を作るから。それはわかる。不必要なものでは絶対にない。人間がいるかぎり必要です。ではお前、やれるか、いや、やれそうもない。

そうして最後に得た結論が医療でした。医療は聖書の時代からある仕事、不必要ではない仕事です。

医者になろう……！

今ふうにいえば、私にとってのインフラでした。生きていくための、サバイバルのための基盤《インフラ》。インフラを職業として選択、それが医療でした。

第一志望は北大医学部。これは見事に落ちました。滑り止めの弘前大学医学部、福島県立医大、これはパス。北大に落ちた生徒は通常、浪人してでも翌年の合格を狙いますが、私は受験勉強が嫌いでした。

浪人はしたくない。そこで弘前大学医学部に入学しました。

最初の教養課程はまあまあです。

その先の四年間の専門課程の一年目、これがひどかった。

解剖学をラテン語で暗記しろなんて、まるでアホらしい。若い医学生には白痴的で耐えがたかった。あまりのバカらしさに耐えきれず、専門二年目に進まずに一年間休学して、西へ流れて大阪の釜ヶ崎に飛び込みました。医学部から離れたかった……そんな気分もありました。むろんお金はありません。ありついた仕事は立ちん坊。やくざが仕切るトラックに乗せられて現場に連れていかれ、あれをしろ、これをやれと命ぜられるままの重労働です。当時のお金で日当五〜六〇〇〇円の肉体労働です。ひと月もすると、心身ともにゲッソリです。

わかったのは、人にあれこれ指図されて働くのはやりきれないという簡単な事実です。自分で自分の段取りを決められないのはつまらない、言われたとおりにしか動けないのはくだらない、日当いくらの人夫はやっぱりみじめだ。それがはっきりわかりました。

ちょっぴり世間を見て、これはどう見ても医者のほうがいい。大病院は組織で凝り固まっているが、それでも医者たちは気楽にマイペースでやっている。普通の会社に入ってもエラくなれる素質はなさそうだ。それがはっきりわかったので、一年遅れで医学部に戻りました。

整形外科を選んだわけ

医学部卒業前の最後の一年間は、病棟での実習です。

同時に、何科に進むか、それを決める時です。優秀で自信に満ちた学生は内科、あるいは当時、最先端だった脳外科、腕で勝負という元気な学生は外科へという雰囲気で、それぞれに進路を選んでいました。

私は整形外科教授の宮大工の棟梁的なたたずまいに、整形外科の特性を感じていました。もともと自分の手で何かをすることが好きで、検査した数字が主ではなく、自分の目で見て、自分の手で触れられる整形外科が、医学臭くなくて好きでした。

患者さんも老若男女を問いません。治療の結果がいちばん正直に出ます。痛い、痛くないは、誰にでもわかります。それが魅力でした。大学に入学してすぐに合気道部に入ったこと、ヨガに興味を持ったことに、その後の自分の傾向が見えます。

ごく少数の肉腫以外に悪性腫瘍がないことも、整形外科を選択した理由のひとつでした。自分が受けたくない治療をする立場にはなりたくなかったのです。太平洋戦争時代の南方戦線のような悲惨な治療現場は本能的にイヤでした。お調子者でまじめな私の性向は、流されれば大日本帝国の青年将校になりかねません。それを予感したために、大人の知恵がつくまでは、間違いようのない道、即物的な骨接ぎの仲間のような、職人的な整形外科を選んだのです。その意味で整形外科はいちばんまともでした。治癒への道筋をつけて導くと、やがて治癒に至ります。医療とは所詮、ないのがいちばんという必要悪ですが、その中ではいちばんマイナス性向が少ない救命救急の一部といえます。この選択は今でも正しかったと思っています。またそのため今日まで大過なくやってこれたのです。

自信を得た花の研修医時代

通常六年のところを七年かけて、とにかく卒業です。整形外科研修医として、まず自治医科大学（栃木県）、二年後に国立病院医療センター（現在の国立国際医療研修センター・東京都新宿区）へ移りました。

研修医として働きながら学ぶ多忙な毎日は、まことに充実していました。若いのによくできる、若いのによく知っている、若いのに熱心だ、とすべて〝若いのに〟という枕詞付きで好意的に評価していただき、花の若手研修医は本当にハッピーでした。

私が医者として花開いたのは、国立病院医療センターの研修医として勤務してからです。このセンターの医長は豪放磊落《ごうほうらいらく》な人物で、若い研修医を多数抱えてはあちこちの病院に派遣していました。この人物の下で、研修医たちはまるで梁山泊《りょうざんぱく》に依拠するいっぱしの武士《もののふ》のように振る舞い、義を求める戦士のように羽を広げて自由に飛び回っていました。私もその一人でした。

多いときには静岡、山梨、大洗、松戸、柏、所沢、八王子などに毎日、曜日によってそれぞれ違う病院へ行きます。病院に着くと、一週間分の患者さんが集められ待機しています。外来診察をして、手術をして、病棟の患者さんを診て、あれこれと指示を出し、処置をします。この時代、私は手術を縦横にこなし、手術件数が異様に多く、人生で生まれて初めて自信がつきました。それまで平均的で取り柄のなかった人間が、初めて自信を持てました。ありがたい貴重な経験でした。

もっとも働きすぎがアダになってクビになったことも二度ありました。

週一のパートで来る私が評判がよく、患者さんがどんどん増えて売り上げも上がる。院長は、これなら常勤を雇える、常勤を雇っても充分ペイできる、もっと患者さんを増やしたいと、ついに常勤を雇いました。結果、私は不用ということになりました。

恩師は「お前、やりすぎだよ、そりゃ常勤を入れたくなるよ」と苦笑いです。都内と違って、地方では医者の評判は広がるのが早いのです。研修終了後もそのままフリーターとしてあちこちへ回してもらっていました。とかく治すために独自な方法をとるのが好きで、医局の秩序よりも患者さんのメリットを優先させがちです。外の病院を回って一人で自由にやっているうちに、独自の治療をするようになっていました。

私は本州の端っこにある弘前大学医学部の出身です。遠く大学の医局から離れて縁もゆかりもない東京で、先のことは全然考えずにただ働いている私を見かねたのでしょう。恩師が、新設の病院に行ってみないか、経営の一角に参加してみないかと新たな道を示してくれました。経験十年に満たない一医師にとっては、いきなり社長をやってみないかというような提案です。これは私にはどう考えてもあり得ない無理な注文で、受けることはできませんでした。

人間社会というのはけっこうむずかしいとわかってきたのです。

このころに得た収穫は、手術と注射は好きで自信があるという確信です。好きなようにバリバリ仕事をしていました。しかしそのうち、できて当たり前、知って当たり前という一人前の整形外科医になっていました。つまり整形外科医として独り立ちできるようになっていました。臨床医になってちょうど十年目でした。

手術なし、入院なしのビル診クリニックの誕生

恩師があるときこう言いました。

「小坂君、俺は君と年は離れているから平気だが、どこかの病院へ入ると最初はヒラで入る。お前はできすぎるから上が嫌がる。独立したほうがいい」と。組織に頼らない開業医になれ、独立して一人でやれと言ってくださいました。ありがたいお言葉です。

一九八五年、大病院を離れ、東京・池袋で開業しました。

駅から徒歩十分。三十年前の大規模再開発の初期のことですから、ビルから池袋駅が一望できます。勤務医時代から一転して、手術をしない、入院もないビル診の整形外科医として

のスタートです。「何が何でも治してしまう」が目標です。来た患者さんを早く治すこと、これしかありません。土曜の午後と日曜はバイトでよその病院で診察です。休みは旗日だけ。二、三年ほどはバイトの金をつぎ込んでなんとか維持していました。そうでなければ半年ともたなかったでしょう。

周辺の三分の二が更地の再開発で、あたりにはビルもなく、人もいない吹きっさらしです。戦後の焼け野原でも人はいたでしょうに、東京のど真ん中が、まるで西部劇に出てくる荒野の町です。おもしろいのは近所の人ほど、来院してくれなかったことです。飲食店なら気軽に入れるでしょうが、医院の場合、一度かかったもののダメと感じてほかの病院に変わると、のちのち気まずいと思ってのようでした。病院に行くということは、身体を見せ、暮らしぶりを見せることです。それが医療の特性でしょう。様子を見て、良さそうだと判断して来てくれるまで、ずいぶん時間がかかりました。

さまざまな治療法

目標は、入院・手術の前に治してしまうことです。

町医者にとって大事なことは、患者さんの「痛み」「苦しみ」を取ることです。腰の痛み、肩の痛み、膝の痛み、得体の知れない痛み……痛みを持った患者さんが毎日毎日やってきます。十年も整形外科医をやれば、どこまでは治せる、これ以上は治せないということが見えています。通常の医者ではなかなか治せないということは、勤務医時代に充分に経験済みです。今度は、そうした痛み、苦しみを素早く、現実に、確実に取ること、これを目指すしかありません。

以前から、通常の治療に満足できないでいました。

たとえば患者さんがアキレス腱を切ったとします。

整形外科医は、切って、縫い合わせて、いわばお膳立てを整えて、あとは治るのをただ待ちます。それだけです。怪我や骨折を治すのは医者ではなく、自然の力、治癒力であり、回復力です。医学はその力に預けるだけです。それ以上のことはできません。これがくやしかったのです。これを超えられないか？

経営のことはなんとかなると考えて、没頭したのは読書です。

医学全書や医学原論ではありません。名医、名人、神様、ヒーラーと呼ばれた著名な治療家の手になる本です。普通の医者には不可能とされたことを名人たちはいとも簡単にやっていました。名人たちは、普通の医者より格段に上です。よだれが出ました。いつか私もこんなふうに治したいものだとため息をついていました。能書きでなく、現実に治せる人。治せるなら、医者だろうが医者でなかろうがかまいません。超能力でもいいのです。私もそこまで行きたい……そう思ってあがいていました。

医学の基本を教えてくださったのは安保徹先生です。

安保先生は私とほぼ同年代ですが、透徹したその論理には恐れ入ります。安保先生の著書はほとんど読みましたが、現役の医学部教授が、『「薬をやめる」と病気は治る』(マキノ出版)というタイトルを付して出版なさるのですから、これは痛快というか堂々たるものです。その主旨は、「現代医学は基本から間違っている、身体の基本を知らないまま対症療法にとどまっているので、治療しているつもりで悪化させている」と言い切っています。学問的内容はまことに説得力があります。ご自身がおっしゃるように、五百年にひとつ、千年にひとつの研究です。人類が愛読書にすべき本当の意味での身体のためのテキストです。

また、パートナーの福田稔先生が貫徹した信念の人生もすごいものです。信念を貫く福田先生は勤務先の病院から追放されました。先生しかできない開発途上の新療法は、患者さんにも衝撃的でした。精神を集中し命を削って行なう診療の日々は、福田先生の健康を害しました。先駆者は大変です。

千島学説を紹介した『「ガン呪縛」を解く』(Eco・クリエイティブ)の稲田芳弘さんも、信念と愛に命を捧げました。本気の人生はまことに立派です。

橋本敬三先生は、操体法という体系をまとめ、多くの人々に伝えたことで著名な方ですが、奥様から「○○さんは教授になって大病院長になったのに、あなたは変な町医者どまりと叱られていた」と本にありました。それが名医の現実というものでしょうか。

大阪の粉ミルク断食の整体指圧師の加藤清さんは癌患者を治療して救っていましたが、一九八八年、医師法違反で逮捕されました。当時開業したばかりの私は新聞記事を読んで、医者でもないのにひどいやつがいるなあ、そんなのに引っかかる患者もいるんだなあと思った記憶があります。

後日、『ガン療法――ガンとの共存と自然治癒への道』（地湧社）で真実を知り、驚きました。逆だったのです。医師会と警察（司法）が悪徳商人と悪代官でした。加藤さんは迫害され、困窮の中で数年後には八十歳を前にこの世を去りました。自分の愚かさにあらためて気づき、亡くなった加藤清さんに心の中で謝りました。

そのとき医療も含めて、世の中には間違っていることが多々あることに気づきました。このころから正規の医学以外のことにも興味を持ちました。治せない医学が威張っているのに対して、その一方で、治らないものが治る治療法があるなら、それはすごいことです。私はもっとちゃんと治す方法を知りたいと強く思うようになりました。

たとえば健康の基本は食事であるというのはイロハのイです。

少食断食療法の甲田光雄先生（http://www.kouda-clinic.jp/）はご自身の体験からたくさん

の症例で実績を上げています。私自身は二週間の断食経験はありますが、今でも小食ではありません。元気で長生きの方は太め、堅肥り、血圧・コレステロール高めという印象がありますが、これはまだ最終結論は出ていません（今のメタボの定義はまったくの嘘と信じています）。

治療の段階では、断食も少食も価値があると思います。癌患者の会の「NPO法人いずみの会」（http://www.gan-support.net/）の食事療法は、癌の治療期は断食玄米少食、治癒後はそれでは栄養失調なので変えるといいます。それが妥当ではないかと私は考えています。

食事も個人により状態により違って当然です。一概にはいえないのが本当でしょう。しかし人間の適応力、サバイバル能力には、有害なものを有益な栄養に変えて有効利用してしまう不思議さがありますので、重症のときを除いて、あまり厳格に神経質になる必要もありません。

整形外科という狭い領域の中で生きてきた私ですが、どうしたら病気が治るか、どうしたら健康でいられるかという本源的な関心には、いかなる制約もありません。名医や偉人より優れた治療家がいれば、彼らを尊敬します。本やネットで、いろいろな人がいろいろな研究、実践をしていることがわかりました。しかし、何でもどれでも、自分ができるわけではありません。やってみてもできないことがほとんどでした。

とりあえず最初に本気になってやってみたのは操体法（http://www.sotai.com/）でしたが、

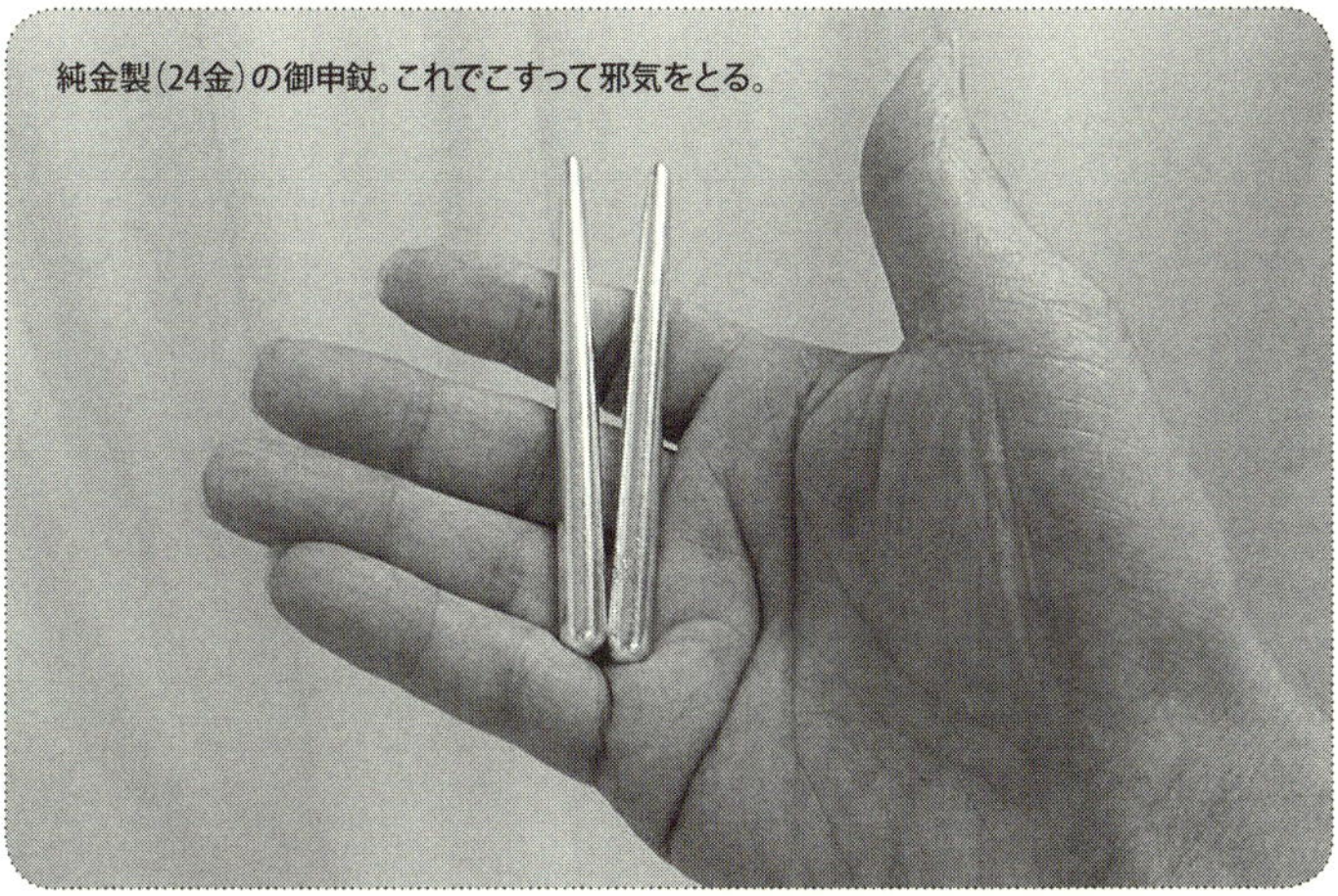
純金製（24金）の御中鈫。これでこすって邪気をとる。

まるで整体のようで整形外科医には格好悪く、やりにくいものでした。自律神経免疫療法（ハリ、電気針、磁気針による刺激療法）（http://www.fukudaminoru.com/）はむずかしすぎました。それをやるには福田稔先生のような天才的感性が必要です。
次にやってみたのは貴峰道《きほうどう》（http://www.kihodo.com/）の御中鈫《ごしんじょう》でした。これは私でもできるし、効果はしっかりありますが、こすると患者さんがとにかく痛がるので、使いにくいという問題がありました。「剣山《けんざん》でこすっているんでしょう」とか「金属ブラシでこすっているんでしょう」と何度言われたかわかりません。そうしているうちに邪気がわかるようになりました。左手の指先に不快な冷気が電気のように流れる感じがします。あまり強く流れると、流れて出ていく左手の指先が凍傷のように暗紫色になってきます。最近一度だけ腰痛の患者さんに触った瞬間から、異様なザワザワという感じを強く受けて、これはマズイ、これこそ本格的邪気だと感じて、早々に手を放したことがあります。初めて危険を感じました。

「気診」(http://www.qishin.com/)は、兵庫県加古川市の整形外科医・小田一先生により開発された気の診断法です。頸の横にある胸鎖乳突筋による検査で、O-リングテストと同じ原理です。熟練すると、相手に触れることなく診断・治療ができるようになり、遠隔治療なども可能になるそうです。私は半年ほど頑張りましたが、できませんでした。

律動法《りつどうほう》は、茂木昭氏(http://harichiryou.com/)が考案した骨格調整を基本とする手技療法です。身体の全組織を網羅的に検査したあと、腰椎五番の律動調整で内臓、脳・脊髄系、神経系、筋肉系のすべての障害部位を回復させることを目標としています。これも気診と同じように、手の筋肉を使ってO-リングテストと同じ原理のテストをします。遠隔診断して治療をするようです。

これも半年ほどトライしましたが、むずかしくて諦めました。

恥ずかしい体験

診察と治療が第一。暇があれば読書です。

でもこれでは身体がナマります。診療椅子に座っているだけの毎日ではよくないと一念発起して、短時間でできる集中型の運動をいろいろ考え、バーベルトレーニングに挑戦してみました。通販で総重量二百数十キロのバーベルを注文し、本を参考に、高重量、少回数のスケジュールを作って、それが届くのを待ちました。

届いた日、診療が終わるまで気力を充実させました。夜になるのを待って、早速トレーニングを開始しました。三大基本種目のスクワット、ベンチプレス、デッドリフトです。バーベルが重くて骨が軋《きし》み、死にそうに感じましたが、初日からダウンするのはみっともないととにかく必死にやり遂げました。

さて、そこからがほとんど記憶にないのです。

「ああ帰らなければ。レジを締めて一日の集計を出さなければ……」とレジのところへ行った記憶はあります。ドアを閉めた記憶もあります。電車内で立っていた記憶もわずかにあります。気がつくと自宅の玄関のドアを開けていました。

深夜零時ごろだったので、出てきた嫁さんが「こんな時間まで何していたの?」と言いましたが、顔面蒼白で幽霊みたいだった私の顔を見て、そのまま寝かせたそうです。

クリニックから家へ着くまで、通常より一時間半以上も余分に時間がかかっていました。山手線を何周かしていたようです。翌朝出勤すると、クリニックのドアは閉まって鍵はかかっていましたが、シャッターは半開きでした。中へ入ると、レジの前にレジ締めの紙片が

六、七枚、床に落ちていました。「レジを締めて帰らなければ」と、レジのキーを押しては意識を失い、また意識が戻ってと、同じことを繰り返した痕跡が残っていたのです。

一気に集中的に一〇〇キロ前後のバーベル上げを頑張ったので、全身のエネルギーを使い果たし、かろうじて生命維持分だけが残った状態だったようです。泥酔者はアルコールで脳が麻痺しますが、私はエネルギー枯渇で脳が機能せず、夢遊病者になったようでした。下手をすれば、翌朝バーベルの下敷きになって圧死しているのが発見されるところでした。

その後は反省して楽しくトレーニングを続け、六〇キロの無反動プレス（重量挙げでジャーク、スナッチ、プレス三種目時代のプレス）三連発ができました。これで自己満足していました。

恥ずかしい話がもうひとつあります。

中学二年のクリスマスイブでした、両親がカトリック信者だったので、子どもたちにも幼児洗礼を受けさせました。深夜のミサから帰宅すると、マイナス十数度の酷寒。北海道の釧路です。石炭ストーブは焚きっ放しでした。寝るときに私はあわてて、「ストーブに水をかけて消さなければ」と言いました。そうしなければサンタクロースが煙突から入って来れないと思ったのです。ストーブの煙突は直径一五センチほど。あのときの両親の様子は今でも忘れられません。わが子の言葉に啞然としたのでしょう。愚かさは今でもあまり変わっていないようです。

持病は腰椎椎間板ヘルニアだけ

高校卒業後、病院の検査も治療も受けたことはありません。医学部卒業後のおよそ四十年近く、病気で仕事を休んだことはありません。歯医者で虫歯の治療を受けたぐらいです。医者ゆえによけいな心配はしないですむので、免疫力を下げずにすんだためと思っています。特別強健な身体を持っているわけではありません。

ひとつだけ、二十七歳ごろから腰椎椎間板ヘルニアがあり、これが唯一の持病です。ヘルニアの症状はひととおりすべて経験しました。いちばん勉強になったのは、ヘルニアの痛みの、言葉では表現しようのない感覚です。ひどいときは、腰の骨が完全に外れたような感じです。たまたま電車で座れたのですが、降りようとして立つと足が前に出ず、一歩も歩けません。そうするうちに電車のドアが閉まってしまい、以来、降りるときは、しばらく前から立って準備をするようになりました。歩いたり走ったり階段を降りる際に、突如カクッと腰が砕けて、崩れ落ちそうになったこともあります。脚の一本に感覚がなく、木の脚のピノキオみたいになったこともありました。言葉で身体の感覚を表現するのはじつにむずかしいことを知りました。

手術を覚悟したこともありますが、結局しないですみ、痛みのひどいときは薬を飲んだり座薬を使いました。そのうちになんとか落ち着くとわかってきましたので、ここ十年間は薬も使っていません。おかげで経験しなければ絶対わからなかったことを体験できました。整形外科医として貴重な体験です。ひとつ残念なことは、骨折経験がないことです。せめて学生のころに折っておけばよかったと思っています。

結局、病気にリスペクトする気持ちは持てず、所詮大したものではないと思っています。臨床を続けてくると、生きているかぎり、人は治って当たり前ということがわかってきたからです。

爪が伸びる、ヒゲが伸びる、髪が伸びる、赤ちゃんが大きくなる……子どもが大人になるのと同じで、傷病が治るのは、まったくそれらと同じ方向性を持った生命現象です。生きているということは、治る方向へ向かっているということにほかなりません。

O‐リングで癌が発見された!

ところが二〇〇四年の八月のことです。

早稲田大学の講堂でバイディジタル・O‐リングテスト国際学会が開催されました。最終日のスケジュールは、創始者大村恵昭先生直々のO‐リングによる癌のスクリーニング法のセミナーでした。医師、歯科医師限定で七十人ほどの参加者です。

O–リングテストを使って数分間で癌の有無をチェックできるという触れ込みです。どこの癌か、その部位、サイズ、さらに余命も確定できるという癌検診のためのセミナーでした。

大村先生の「どなたかモデルになっていただけますか」の声に、私はイの一番に手をあげて進み出て、上半身裸になって検診が始まりました。快調に始まったテストでしたが、あるところで先生の手がピタリと止まりました。

「……癌です」

思いもかけない結果に、一瞬その手が止まった大村先生ですが、すぐに立ち直って淡々と講義を進めました。おへその右と右肋骨の下部に、それぞれ四センチほどの腫瘍があり、しかも悪性度が高くて、テロメア（染色体の末端にあって分裂を制限している部分。五十回の分裂で増殖が止まるといわれている）で余命を測定すると、一年弱という宣告です。

会場は突然のドラマで凍りつきました。

救いは、私がその突然の宣告にとっさに反応できず、愁嘆場にならなかったことでした。本来なら何の癌かも確定するはずでした。それも数分でできるはずなのに、大村先生は「膵臓癌です」とか「肺癌です」とかそこまで宣告するのはさすがによろしくないと配慮されたらしく、告知を省略して終了となりました。そして最後に、私に声をかけてくださいました。

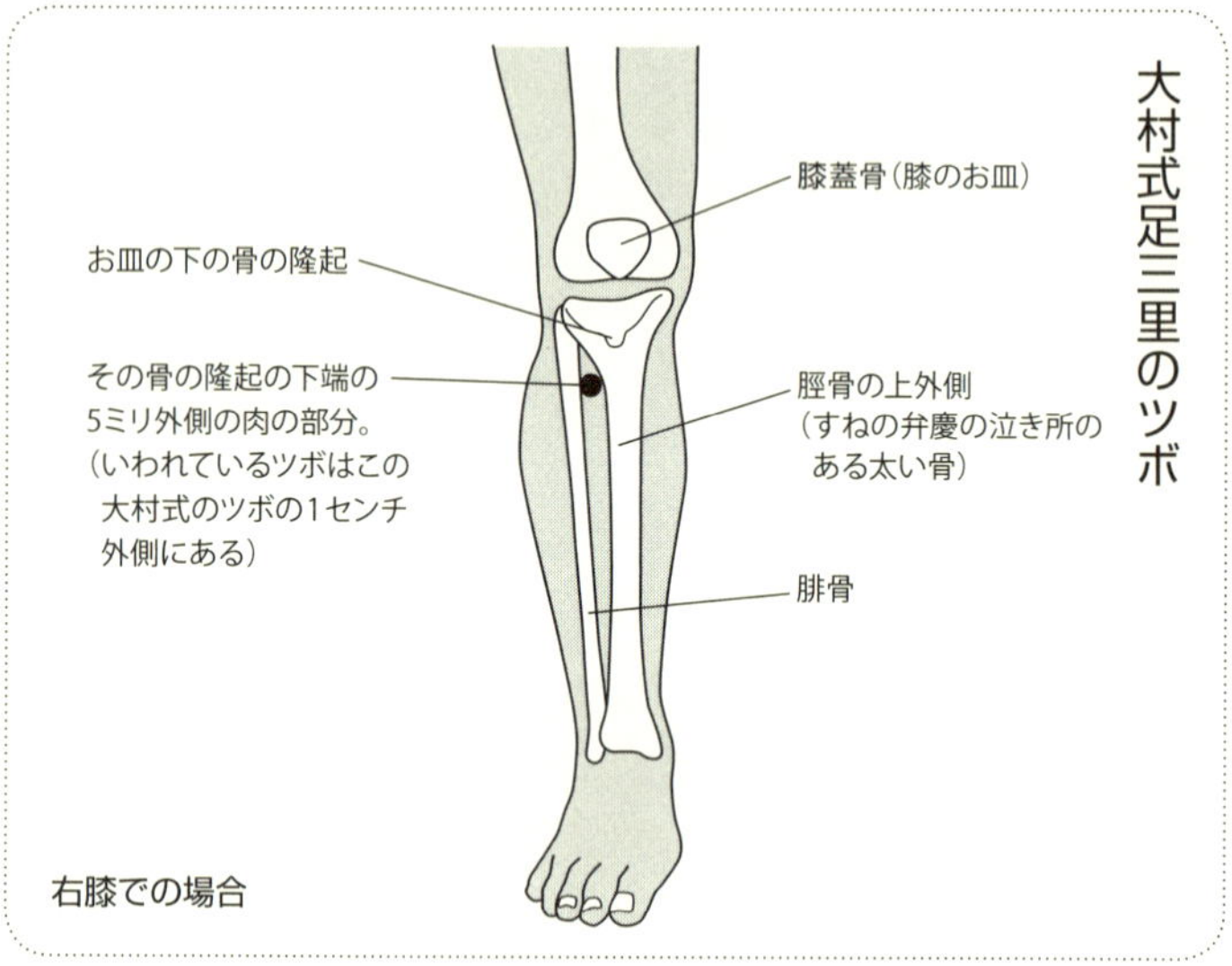

「いろいろ有効な方法はあります。お医者さんなのですから、ご自分でなんとかなされるでしょう」

あのお声は今でもはっきり覚えています。癌スクリーニングセミナーとしては、予想外のドラマティックな展開です。大成功でした。先生の宣告どおり、もし一年後に私が死ねば、O-リングの信憑性の完璧な実証となるはずでした。しかし私は、大村先生がかねがね推奨されていた大村式足三里のツボ（ひざの下三寸、向こうずねのすぐ外側にあるツボ。腹部の病症を治療するためによく使われる）にお灸をすることで生還しました。このツボを知らなかったら、生還はまさに厳しかったと思います。

自分でも驚きながら、私はこの癌宣告を一

○○パーセント真実だと受け入れました。O-リングのこのセミナーには三日間欠かさず参加するほどに入れ込んでいましたし、O-リングを研究開発した大村先生を偉大な学者として尊敬していました。それに加え、なるほどと思える傍証があったからです。

この何か月か前に、薬品メーカーのMさんから血糖測定セットをもらったので測ってみると、ボーダーラインの上限ギリギリでした。父親が糖尿病だったこともあり、「これはよくない、少し改善しよう」と思って、昼食を玄米ご飯に変えました。

当時、身長一六九センチ、体重が最高で八七キロあり、少し食べるのをひかえて八三キロに維持していたのが、玄米にしてから転げ落ちるように体重が激減しました。さらに激痩せしただけでなく、顔色は黒く煤《すす》けて、それまでとはまったくの別人です。

患者さんたちが口々に「先生、大丈夫?」と言い、クリニックの職員や薬局のスタッフに「先生、癌じゃないの?」と尋ねていたそうです。

あとから振り返ると、典型的な癌の顔つきだったのです。

ところが当の本人の私は、

「玄米食はすごい。しっかり食べてもどんどん体重が落ちる。しかもプヨプヨしないで締まってくる。こんなダイエットならいくらでもできる」

と、愚かにも得意になっていました。

体重は、あっという間に八三キロから一八キロ減の六五キロになっていました。

これはやはり進行癌の末期です。そういう兆候があったのです。

そこへ大村先生の宣告です。そのとき遅ればせながら、癌だと得心しました。私は五十五歳でまだ死ぬ気はなかったし、死にたくもありませんでした。

それで次のことを決めました。

一、病院の検査は受けない。何が、どこにどのようにできているか。それがわかると、自分の性分として自分で新しい治療方法を考えて、自分で自分の身体をいじくりまわすのはわかっている。そうすると仕事どころではなく、底なし沼に突っ込んでいく。
二、体力を落とすような治療はしない。体力、免疫力を落とせば、死に直結する。そのため専門病院の治療は受けない。
三、今までの知識をまとめてみると、いちばんしっくりと納得できたのが大村先生の癌の特効ツボといわれる足三里のツボだ。それで治すべく、毎日もぐさでお灸をする。

実行したのはこれだけです。ほかには何もしませんでした。さらに冬にはサンメディカル製の遠赤外線マットをシーツの下に敷いて寝ました。温かく、気持ちよく、これは快適でした。

お灸で癌が治る

半年ほどすると、だんだん顔色がよくなってきて、体重も戻ってきました。お灸は昼夜一日二回ほどやっていたのが、火傷《やけど》が痛いし、だんだん面倒臭くなってきて、電動マッサージ器によるマッサージ刺激に変えました。体重が七三キロに戻ったところで、それをキープしながら通常の生活に戻して、今に至っています。

突然の癌宣告は驚きでした。

あれから九年近く経ちましたが、元気に生きています。結局、私が元気なのは「理科系男子の特性」のおかげと思っています。いったん頭脳で理屈を完全に納得すると、よけいな心配も不安も持つことがないという特性によると思います。

技術者は図面を見ると完成品が見えるといいます。公認会計士は決算書を見ると会社の実情がわかるといいます。シェフは材料を手に取ると料理が思い浮かぶといいます。天文学者は数式を見ると宇宙が見えるそうです。

私にとっては理論が即現実です。目で見て、手で触れる筋骨、腱、靭帯、関節や神経、脊髄を主戦場にした整形外科医の性分が骨の髄までしみこんでいます。さらに、よけいなことをいろいろ考えるより、事態に対してきっちりと決着をつける武断派医師だったことが大きいと思います。医者として人の生死を考えることが多いためか、決断、実行を旨とする軍人武人の感覚だったかもしれません。癌で死ぬ必要はない、その対処法を自分の頭で考えて実行した、それで納得した……という構図です。普通の人は私のように受け止めるのはむずかしいのではないかと思います。

あわせて、「癌です、余命一年弱」と宣告されたのがバイディジタル・O-リングテスト国際学会の最終日の最終スケジュールの医師限定のセミナーという、完全にクローズドな場だったことが私には幸いしました。おかげで周辺の誰にも私が癌だったことは伝わらずにすんだからです。

そのため家族や周囲に心配をかけることもなく、またほかからああしろこうしろと言われずにすみました。さらに癌患者ということで半分あの世に行ったかのように見られて、お互いに気まずい思いをしなくてすんだことも大きかったようです。おかげでこれまでどおりの普通の生活が営めました。その結果、安保先生言うところの免疫機能が低下せずに、治癒力が保持できたのだと思います。

昨年、アップル社創立者のスティーブ・ジョブズが癌で亡くなりましたが、あれだけの著名人ですからいろいろな人からいろいろなアドバイスがたくさんもたらされて大変だったと思います。癌とわかってからのジョブズは、手術等を拒否してハーブなどの代替療法で治療をしていました。ジョブズ自身の信念でそれを行なっていたのですが、奥さんは毎日、病院で手術をしなさい、治療を受けなさいと、入院のその日まで説得を続けていたそうです。

奥さんに泣きつかれて口論するのはつらいものです。奥さんの忠言は、平和な心で治癒を待つ心の障害になったのではないかとも考えられます。こうした場合、何をどう選択するかは大問題です。一〇〇パーセント病院にお任せから一〇〇パーセント代替療法までの間の、どの治療を選んでデザインするか。この点では、夫婦兄弟家族親族全員一致などということは、まず絶対にあり得ません。この不一致がまた大変なのです。

本人が医者に命を預けて抗癌剤を希望、配偶者は命を縮めるから反対と、死の直前まで不一致だったご夫婦もいました。最後に抗癌剤をしなければよかったと本人も言いましたが、残された日々、この不一致が死の直前まで続いたのはまさに不幸といわざるを得ませんでした。

癌を治すのは免疫力

癌患者だった私の医者としての基本的な考え方は以下のようなものです。

折れた骨がくっつくのも、切れた腱がつながるのも、傷が治るのも、すべて治癒力によります。癌が治癒するかしないかを決めるのは、免疫力です。治癒力も免疫力も、大きくいえば生命力です。

骨折を治す、つまり骨を癒合させるのは、整形外科医ではなく治癒力です。

癌が治癒するのは治療によるのではなく、免疫力のおかげです。死因の三、四割が癌だとすると、亡くなった方たちは免疫力が不足だったということになります。それ以外の半数以上の方たちは特別に清く正しく生活しているわけでもないのに、癌で死ぬこともなく、平気で生きています。

癌で死なずに生きていくには、次の図の5段階評価でいうと、1とか2ではなくわずかに3にひっかかる程度、真ん中より少し悪い程度でも大丈夫です。癌で死ぬのは1とか2とかのレベルにいるからです、ここから少しずれて右にシフトしていけば、徐々に改善していく安全域に入ります。少し条件をよくするだけで安全域に入るのです。合格点は六十点ではなく四十点ほどです。ちょっと改善すると五十点は取れます、これでオーケーなのです。

これはオリンピックでメダルを取る話ではありません。

商売でいうと赤字でなければよいというだけの話です。少し安全域に寄れば充分なのですから。あとは免疫力が解決してくれます。どのような治療をどのようにするかという話では

5段階評価の図

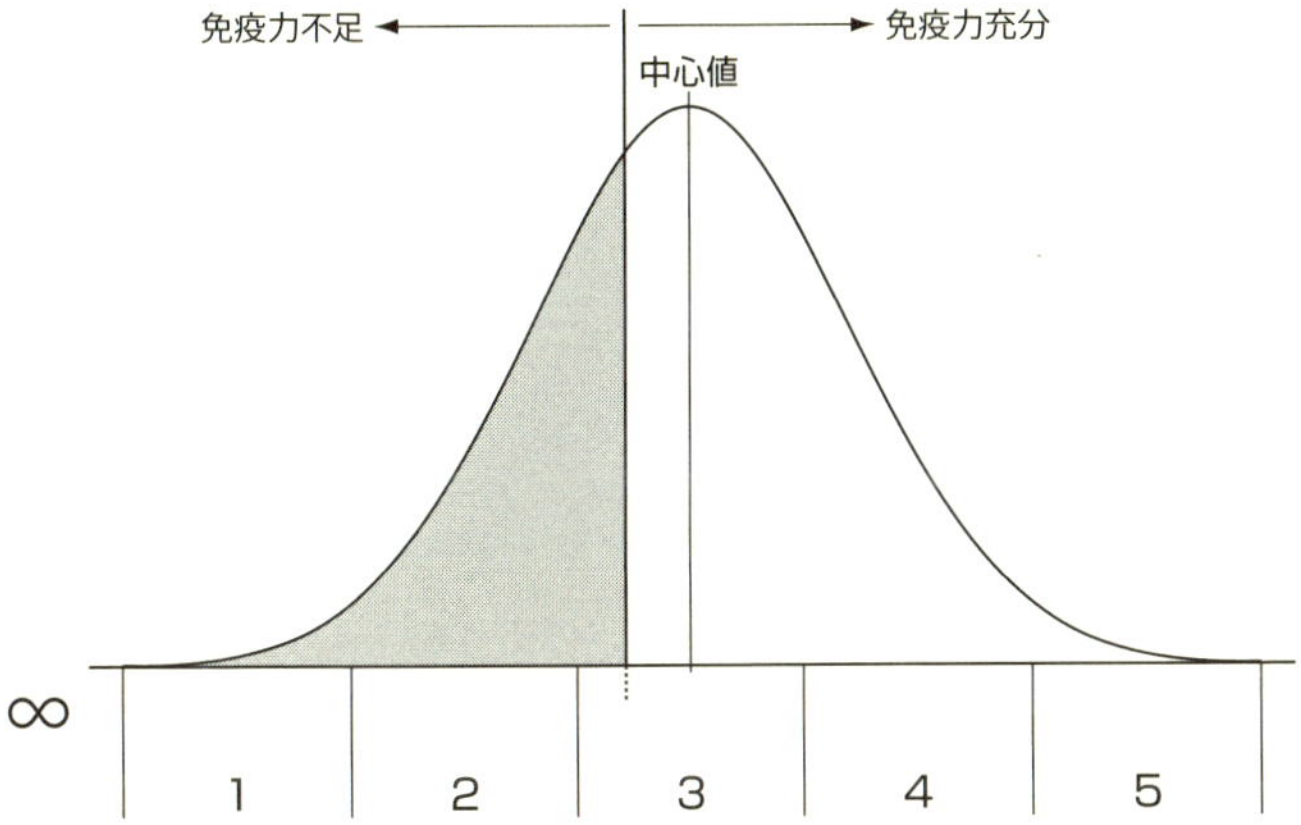

ないのです。免疫力を少しアップするだけで充分な免疫力となり、癌から回復させてくれます。

この分水嶺を次ページの図で示しましょう。温度が零度より暖かいと、雪も氷も解けて消えます。

だんだん消えていきます。氷点以下だと、除雪しようと砕氷しようと、水には戻りません。

水を水のまま凍らせずに保つには、氷点下にしなければいいだけです。

凍っても、温度を氷点下からプラスにしておけば、氷は自然に水に戻ります。これは簡単な原理です。治療をしなくても少し温度を上げ、中の下以上の免疫力を維持するだけで、癌は徐々に消えていきます。

ゼロ度の図

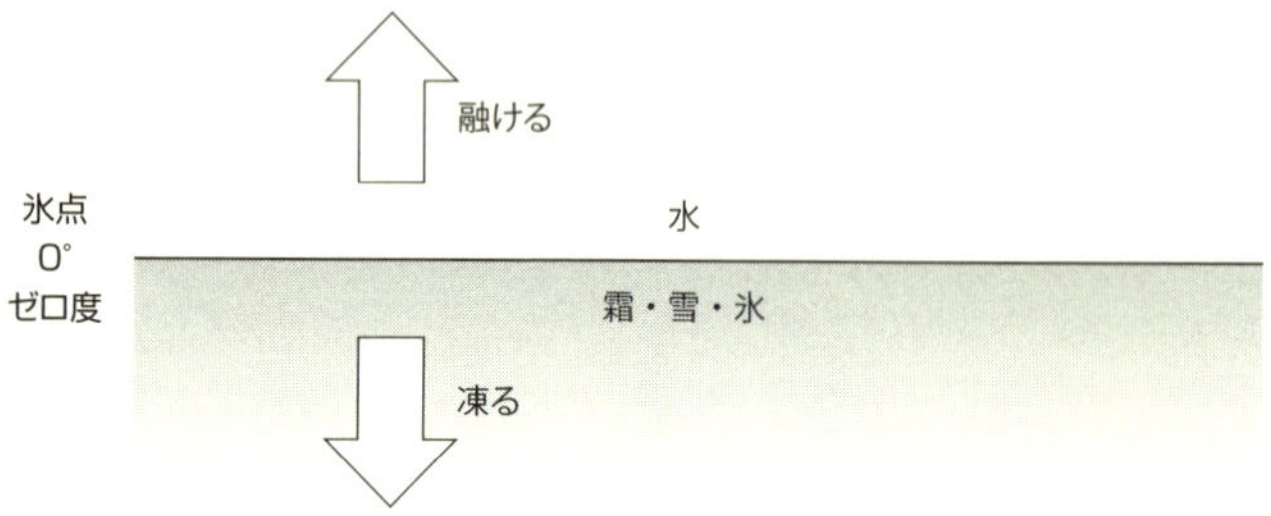

私は足三里のお灸でこの条件を満たしました。

治療で免疫力を低下させると、その結果、必然的に死に近づきます。

その意味では癌ほどシンプルで御しやすいものはないと思うのですが、逆に人は複雑怪奇な治療という対処をして、免疫力を低下させ、死に至るようです（P33の加藤清さんの本はその意味で必読すべき良書だと思います）。真実を知ることが一番の治療です。

免疫力をもっとも低下させるものはストレスです。

とりわけ〝癌は死病〟という恐怖が強いストレスとなっていちばん免疫力を低下させます。これが癌たるものの秘密です。安保先生は「風呂に入って笑っていれば癌は治る」とおっしゃっていますが、まさに至言です。これは5段階評価の図の右側シフトの理論を端的に言い切っています。笑い飛ばせば癌は退散します。この5段階評価の図を思うだけで治ったようなものです。ですから、この図をよく見ていただきたいのです。

狼の群れに受け入れられて一緒に暮らしたある男性の本（『狼の群れと暮らした男』ショーン・エリス／ペニー・ジューノ著　小牟田康彦訳　築地書館）によると、狼に試し噛みされたときに、逃げず、抵抗防御せず、ゆだねることで、狼の群れに受け入れられたそうです。犬が既存の群れに新たな仲間として受け入れられるときも同様です。腹と喉笛をさらして信頼を示さなければなりません。緊張に耐えられずに吠えてしまうと、その時点で失格となり、群れから追放されてしまいます。

生きるには、信じる気持ちが不可欠です。

キリストはそれを「思い煩《わずら》うな」と言いました。

癌におびえるとかえって苦しい泥沼状況に陥ってしまいます。必要なリンパ球数があり、それが働くのに必要な体温があれば充分です。安保先生の理論によれば、白血球分画の三五〜四一パーセントと三六度台の体温がとりあえずは合格点で、自己管理できます（前出『「薬をやめる」と病気は治る』マキノ出版）。

私はかつてヘビースモーカーでした。

ゴロワーズとかゲルベゾルテなどニコチン価の高い紙巻きタバコの二十本入りを三箱、毎日爪が焦げるほど根元まで吸い、服も頭もヤニ臭く、両手の二本の指先が茶色に染まるほどのチェーンスモーカーでした。いつも胃がムカムカして、たまには吐き気もあり、夜中に痰が絡《から》んで咳き込んで目が覚めることもありました。

ところがある日、もうやめようと思ってやめました。三十年ほど前のことです。その決心だけでタバコをやめました。ニコチンガムもニコチンパッチも禁煙セラピーも妄想の産物です。ニコチン血中濃度もニコチン依存症も妄想です。医学がこしらえた妄想を言い訳にして甘えていてはいけません。気が変われば、一発でタバコを興味の外に追い出すことが可能です。同様に、癌の恐怖も妄想です。タバコをやめるのも、癌で死なないというのも、どちらも自分で決めることです。

ハリから気功へ

本を読み、さまざまな治療法を覗く癖は相変わらずでした。

いちばん最初に手を出したのはハリ（鍼灸）でした。

澤田灸法（澤田健。一八七七年〜一九三八年。太極療法を提唱）と代田文誌《しろたぶんし》先生（鍼灸師。鍼灸の

大家。一九〇〇年〜一九七四年）の本は読んでいましたが、代田先生のご子息の代田文彦先生（東京女子医大附属東洋医学研究所所長）の『もう「大病院」には頼らない——東洋医学であっけないほど「痛み」を癒す』（講談社）という本を読んで、強く惹かれました。息子さんから見ても、親爺はすごい治療成績を出していたと感嘆されていました。今は亡き鍼灸の名人との間を、ご子息はしっかりとつないでいました。

ところがハリの道は、私が本で読んだ世界とはずいぶん違っていました。

今のハリの人たちは昔の名人のようには治せないでいる、そう見えました。「気」がわかっていないようなのです。

ツボにハリを打つのですがツボを探すのに四苦八苦して、本当にそこがツボかどうか確認できないでいるようです。マニュアル化している、本に書いてあるとおりのことをやっているという印象です。かたわらのプラスティック製モデルには筋肉と骨、経絡《けいらく》（気の流れる道）がどこにどう流れているかが示されているのですが、昔からいわれてきた知識をただなぞっているという印象です。

そこが本当にツボか、そこが本当に効くポイントか、それが見えているのか。

「それじゃあ治せないだろう……」というのが私の直感でした。

昔の名人はそれがわかっていた。それが確認できる人が名人とか天才と呼ばれていた。彼らはまるで神様のように病んでいる人を治した、と読んだ本にはありました。ただしこういう天才は百人に一人、千人に一人だったとも。

クリニックには、当時購入したハリが三年間分ぐらい残っています。

鍼灸の勉強を始めるなかで、本当の鍼灸は経絡という気の流れがわからなければできないと思うようになりました。気がわからない鍼灸は、味がわからないままレシピどおりに料理を作っているようなものです。全然キマリません。それではどうしたら気がわかるようになるのか、いろいろ考え、気功ならわかるようになるのではないかと思いついたのです。

出会った気功

ではどこで気功を学べばよいのか、これが難問でした。時間があまりかからず、信頼できる内容の気功。なにしろ私は臨床現場にいるのですから時間はありません。トライしたが失敗した……という贅沢だけはしたくありません。この条件で、本やネットで探して選んだのが、佐藤《さとう》眞志《ただし》先生の「スピリチュアル気功」でした。今から八年前。二〇〇五年二月のことです。

この選択は大当たりでした。感じがよく、施療費は一時間一万五〇〇〇円。五回で卒業という最短最安値でした。最高のスタートでした。何もよくわかっていない当時に、よくぞ佐藤気功を選んだものだと我ながら感心します。今ごろになって、その理論のすばらしさがわかります。直感と第一印象で感じたのがよかったのです。

鍼灸のためにまず「気」を知りたいと飛び込んだのですが、気功は予想以上にすばらしく、鍼灸を超えていました。ケンカに強くなりたくて空手を始めたら、ケンカを忘れてしまったような感じです。すばらしい気功を教えてくださった佐藤眞志先生には今でも感謝しています。

佐藤先生は、原子力発電関連の技術者だった方ですが、自己啓発セミナーの気功体験の時間に、相手の人が体外離脱してしまうという体験をして、自身の気功能力に目覚められました。その後、これを使命と受け止め、退社して、プロの気功師になられた方です。

その気功はシンプルで、従来の中国気功や既存の流派とは関係のないまったくオリジナルなものです。佐藤先生は理科系探求型の人で、最初の一年間は、大学、研究所等と連携して毎日、脳波計でご自分の脳波の記録観察を続けていたと聞き、その真剣さには感心しました。

現在は佐藤気功から「佐藤メソッド」(http://home.satokiko.jp/)に名称変更されましたが、それは気功という名称が実態を正しく表していないと考えたからのようです。

佐藤メソッドとは？

私は佐藤先生からワンレッスン一時間の気功を五回受けました。

私が自分のお腹の上に重ねておいた両手の上へ、先生が片手を置き、「温かい」とひと言口にします。そのままじっとして待っていると、私のお腹とか脚から、モワアーと温かな気が湧いてきます。先生の手からはゼロです。先生が手から送っているのではなく、私の身体の内界から湧いてきます。施術中に、予約の電話が来たりすると先生は立ち上がって電話に応答したり、宅急便を受け取りに玄関まで行ったりを平気でしていますが、そんなことに関係なく私の体内から気は湧きつづけます。直接手で相手にコンタクトしている必要はなく、つまり一〇〇パーセントの遠隔気功です。

先生が私の胸に片手を置いて「涼しい」と唱えると、私の胸のうちがスーと涼しくなります。気には収縮気（温かい）と拡張気（涼しい）の二種類があると教わりました。

佐藤先生の佐藤メソッドは、ほかに比べて次のような三つの特徴があり、それが特徴となっているようです。

第一に、重心をよくいわれる丹田ではなく、足裏にまで下げます。

第二に、「熱い・冷たい」、「温かい・涼しい」とつぶやくだけで、内界から気を湧き上がらせることができます。そのために、誰でも、どこでも、いつでも短期間に簡単に気を体感することができるのです。

第三に、内界から気を湧き上がらせることができるので、潜在意識にある自然治癒力に簡単にスイッチを入れることができます。

ポイントは意識体（魂）

佐藤メソッドのポイントは意識体です。

ここでいう意識体とは魂です。

魂は、この宇宙を統《す》べているサムシング・グレートの分身です。生きとし生けるものの中にその分身は存在しています。

佐藤メソッドでは、誰かほかの人に気を送るときの図式は次のとおりになります。

送り手の言葉→自分の脳→意識体（魂）→サムシング・グレート

（送り手が「温かい」「涼しい」などという言葉を口にします。その情報が自分の脳から意識体、つまり魂に上がり、そこからサムシング・グレートに届きます）

サムシング・グレート→送り手の意識体→受け手の意識体→脳→身体

（サムシング・グレートは気を送り手と受け手の魂へ送り、受け手の魂、脳を経て身体に送るのです）

という順序です。

こういう順序を、私はその後いろいろな場面で見ることになります。私の念じた言葉から情報が私の魂を経てサムシング・グレート（簡単にいえば神様です）に届き、気が相手の魂を経て相手の身体に送られてくるのです。自分の魂を経るというところがポイントです。あとは神様がやってくれるというのです。構造的にいえばシンプルです。スッと楽に頭に入りました。

佐藤メソッドの特徴ともいえるものに体外離脱の体験者が多いことがあげられますが、私には体外離脱の経験はありませんが、物質世界とは違う世界にいる感じを体験しました。深い瞑想の中にいる感じで、物質世界とは違うところです。肉体の存在感はほとんどありません。まさにスピリチュアル気功という名にふさわしい気功です。私が夢見た気功が存在していたのです。

私はこの簡単明瞭さが気に入って、先生の教えどおりに進みました。佐藤気功を学ぶことで、気が実在していることを知り、これはホンモノだと実感することができました。これは診療に利用しなければもったいないと思い、そこで練習を始めたのです。最初、古くからの常連さんが練習台になってくれました。

事件!

気功を学んだ半年後に、その後の治療を決定づけるような大事件が起きました。気功で脊髄梗塞による脊髄麻痺（下半身麻痺）の男性が、あり得ない回復をしてしまったのです。その後、私の治療は大きく変わりました。自分では、ただの整形外科医から治療家へと局面が変わったと思っています。脊髄麻痺が治せるなら、治せないものはないといってよい。無限に近いとんでもない可能性が開けたのです。

こんな可能性を知ってしまうと、もう後戻りはありません。行けるところまで行こうとまっすぐに歩んできました。

《第二章》

気功治療の奇跡

「先生、主人を助けて……！」

二〇〇五年八月九日のことです。

朝、朱さんという中華料理人の奥さんが、クリニックに飛び込んで来ました。以前診たことのある患者さんです。

「先生、主人を助けて。病院の先生は治らないって。一生寝たきりだって……！」

と泣きながら訴えるのです。

中華料理店のオーナーシェフで四十七歳（当時）の朱徳亨さんは、前日の朝、突然、下半身に麻痺を発症し、救急車で都内の大学付属病院神経内科に搬送入院し、種々の検査を受けました。診察の結果、脊髄梗塞と診断が下されました。下半身麻痺（脊髄麻痺）で回復の見込みなしと言われ、そのままICUのベッドに入っているというのです。

奥さんは私に大学病院まで往診して治してくれと訴えますが、これは無茶苦茶です。町医者が大学病院まで行って入院患者を診ることはまずありません。それでも奥さんは泣きながら「お願いします、お願いします」と繰り返します。脊髄麻痺は絶対に治りません。もちろん私にだって治せるはずがありません。「無理です」と私ははっきり断りました。けれど、奥さんは数時間後再びやって来て、同じことを口にして、また同じやりとりです。その後も電話で二、三回、同じようなやりとりがありました。

ひと息つける夕方になって私はちょっと考えました。

自分で実際に、本当に脊髄麻痺かどうかを確認せずにはすまされないと思いました。そこでクリニックを抜け出して、見舞い客として大学の付属病院へ入りました。受付で朱さんの病室を教えてもらい、B棟の六階へ行くと、朱さんはＩＣＵの広いワンフロアーのベッドに、仰向けになって寝ています。

話しかけると、「ああ……」という感じですが、ほとんど反応しません。ショックで、頭の中は真っ白だったと、あとで聞きました。何も考えられないようです。枕元を見るとＡ４の白紙に人体図が描いてあって、中央付近が横線で区切ってあり、下半身が斜線で塗りつぶされ、「脊髄梗塞、下半身麻痺、治療法なし」とはっきり書かれていました。

これは決定的な告知です。私も納得しました。装具をつけて訓練に訓練を重ねても、結局のところ、よくて車椅子生活だと思いました。

それでも面会終了時間まで一時間弱、ベッドの横に立って気功をしました。退室時間の八時になったので、朱さんに「指を動かしてみて」と言うと、足指がかすかに動きました。回復の可能性を微《かす》かに感じて、「ここでは落ち着いて診察はできないから、外出してクリニックに来たら、なんとかなるかどうか、それがわかると思う」と朱さんに言って帰りました。

翌日の昼前のことです。

朱さんが来たというので外へ出ると、衝撃の光景がありました。付き添いの友人がワンボックスカーから朱さんを引き出して車椅子に乗せようとすると、腰から下が麻痺しているので、ズルズルとずり落ちてしまっています。その姿を見て私は目の前が真っ暗になりました。白昼の悪夢でした。

昨夜はベッドに寝たきりだったのでわからなかったのですが、白日の下でその様子を見て、正直このまま病院へ帰ってほしいと思いました。まるでコンニャクかトコロテンのようにグニャグニャしていて、回復の可能性はゼロでした。

でも、気を取り直してベッドへ運んで三十分ほど気功をしました。でも完璧な麻痺です。打つ手がありません。

「佐藤先生助けて！　秘密の呪文を教えてください」と、心の中で気功の師匠の佐藤眞志先生に祈りました。数十分すると、奥さんが、

「外出時間を過ぎている、急いで帰らないと……」

と言い出しました。

これ幸いと診察終了にしました。

朱さんに「さあ、起きよう」と声をかけると、彼は起き上がって、ベッドの横に両足を下

げて座りました。さっきまでトコロテンだった人が起き上がって座っています。さらに、朱さんが片手で衝立《ついたて》の枠をつかみながら、スッと立ったのです。自力です。これには参りました。唖然です。感動もありません。現実感がなかったのです。

私が治したのなら飛び上がって喜んだでしょうが、朱さんが勝手に一人で立ったのです。私はベッドの横に座っているだけの傍観者でした。

立っている朱さんを見て、奥さんが「ギャッー」と叫びました。

両眼から涙がワワワとあふれ出ています。すごい衝撃だったことがわかります。彼を運んできた友人が、眼を真ん丸にして驚いていました。まるで死人が生き返ったかのような驚きの表情でした。

あとで聞くと、彼をICUから車まで運ぶのに大変な思いをしたというのです。グニャグニャでずり落ちていたのに、それが一人で立っているのですから、驚くなんてものではなかったのです。本当にうれしかったと思います。

朱さんは平然としていました。

頭の中はまだ真っ白だったのでしょう。私もその事実にまったく現実感がなかったのですが、冷静に三人に向かって、

「大学に入院していては治療はできない。退院してここに来るなら治療はできるから、考え

てください」

と言って帰しました。

私はそのときまだ呆然としていて、何が起きたのか、なかなかその事実を受け止められませんでした。自分の力と関係ないところで起きたことなので、正直わけがわからなかったのです。けれど、もし彼が退院してきたら治療をしようと心に決めました。なぜこんなことが起きたのかはわかりません。しかしここで逃げ出すことはできません。このまま大学病院に入院を続けるなら、やはり一生寝たきりになるだろう……直感としてそう思っていました。

夫婦の決断

翌十一日夕方、大学病院の主治医から電話が来ました。

「患者が退院すると言っていますが、そちらは入院はできますか」

「いいえ、ビル診なので、入院はできません」

「先生はどのような治療をなさるおつもりでしょうか」

と聞かれ、「気功です」は言えませんでした。とっさに「鍼とかです」とあいまいに答えました。気功は当時まだ認知されていません。鍼灸は、あんまやマッサージとともに国家資格なので、言いやすかったのです。

こちらが医者であることを確認したからでしょうか、電話はそのまま切れました。夜の七時過ぎになって、ようやく昨日の三人がやって来ました。朱さんはずり落ちもしないで普通に車椅子に座っていました。

聞けば、朝から、退院する、いや絶対にさせない、で大揉めだったそうです。

こんな身体で退院してどうするつもりだ、何を考えているんだ、いったいどこへ行くんだ、そこは本当に医者か、電話して確認するぞ、いいのか……などと、大学病院と家族や関係者との間で紛糾したそうです。

入院施設もないビル診の町医者に通って治療するなんて言い出すとは、気が狂ったのか、だまされているんじゃないか。そんなことは医者の良心にかけて絶対に許さないと、担当医は怒ったそうです。

それは当然です。

私でも怒るでしょう。

脊髄麻痺の患者の看護は、設備の整った人手の充分な大病院でなければむずかしいのです。大学病院は最高の医療機関なのに、朝から外出許可がほしいなどと、見え見えの嘘をついて大騒ぎをし、許可を出したら遅刻して帰院。いったいこの深刻な事態に何を考えているのか。まったく理解不能な夫婦だ……！

そんなふうに大揉めに揉めて、気がついたら夜になっていたそうです。

夫婦は、昨日、池袋のあるクリニックで、自分の力で立てたとはひと言も報告していないといいます。なぜか言ってはマズイと感じたのです。

「明日から頑張ろう。しっかりと治療するから」

私はそう言って、とりあえず帰しました。

しかしすごい決断をしたものです。

回復の可能性ゼロと宣告した大学病院よりも、ほんの数パーセントの可能性を垣間見せた町医者の私を選んだのです。脊髄麻痺が治ったことよりも、大学病院を蹴ってうちのクリニックに来たことが奇跡だったと今でも思います。一生寝たきりといわれたのが、自力で立てた……という事実、それが決定的でした。

八月十三日からはお盆休みで、本格的に気功治療が始まったのは十七日からでした。近所にある自宅から、奥さんが車椅子に朱さんを乗せて押してくる通院が始まりました。

治療方法について二人はひと言も聞きません。私もあえて説明しませんでした。気功という得体の知れない方法では、周囲から雑音が入って治療がしにくいと思ったからです。なにより、二人の気持ちに邪魔が入らないでほしかった。そんなことで少しでも条件を悪くしたくなかったのです。

結局、気功という言葉を出したのは、数か月後の治ったころです。当時私は気功を習い始めて半年ちょっとでした。「これが気功です」と、公言する自信もなく、思いもよらない結果が出たから、その治療をただ続けただけです。まともな、正統な治療を受ける機会を奪ったと親族から訴えられたら、裁判で敗けたかもしれません。

奥さんは終始とんでもないバカな嫁だ、そんな嫁は離婚だと、友人、知人、親族から集中攻撃されたそうです。その後、本人が歩けるようになると、本当のところ診断が間違っていたんじゃないか、ただのぎっくり腰だったんだろう……と別角度からの非難中傷を浴びせられたそうです。

実際に脊髄麻痺だったと信じているのは、本人たち夫婦と二人の子ども、それに車で運んで来て衝撃の場面に立ち会った友人の五人だけです。加えれば、最後まで診断は正しいと言った大学病院の医師たちもそうです。七年たった今でもそうです。それ以外のほかの誰もが脊髄麻痺だったとは信じていません。あれこれ勝手な論評をしながら、結局、診断が間違いだったと思っているようです。

朱さんは排尿機能も麻痺していたので、バルーンカテーテル（排尿用の留置カテーテルが抜けないように膀胱の中でバルーンを膨らませてストッパーにする）と蓄尿バッグを装着し、車椅子に乗り、奥さんがその車椅子を押して、毎朝通院してきました。それも車椅子は八月二十六日まで、二十七日からは歩いて通院することになりました。

私は昼休み時間に朱さん用の枠をつくり、しっかり時間をかけて気功をしました。

自分でもわからないことをしているので、当時は時間を多くかけるしかなかったからです。

わからないまま佐藤先生に教えられたとおりにやっていました。

経過記録は次のようになります。

歩けるようになった！

八月十八日　通院治療を開始。
松葉杖二本で歩行開始。下肢装具は最初から使用せず、杖にすがって立たせても、足底が床に着かず、幽霊のようにグニャッと足の甲が床に着く。私は朱さんの足元にしゃがみこんで、足底が床に着くように手で押さえていた。朱さんは全体重を杖に預けてあがいていた。
八月十九日
両松葉杖で、一人で一歩、二歩、三歩、歩いた。
八月二十日
家でも練習するようにと、二本の杖を貸した。

八月二十二日

杖なしで壁を伝って少し歩いた。

八月二十三日

朝一番に朱さんが、「これ返す」と言って、二本の杖を差し出した。

これには私もムッときて、

「ダメじゃないか、練習をいやがっちゃ」

と叱った。すると朱さんは、ひと言、

「なくても歩ける」と。

杖なしにつかまらずに五～十秒は立てると言う。

気功のあと、立たせて時間を計ると、自力で二分間ぐらい立ってみせた。

これには本当に驚いた。

治療を始めてからまだ五日しか経っていない。

八月二十六日

前日、家の階段の昇り降りの練習をしたという。私の目の前で、杖なしで一人で歩いた。

八月二十七日

前日、車椅子に座らず、押し手をつかんで押して歩いた。家の階段を五往復したという。

八月三十日
前日、自宅でスタンドを立てて自転車漕ぎを四十分した。
八月三十一日
留置カテーテルを抜去した。導尿から解放された日。これが脊髄損傷の患者が待ち望む夢。ほとんどの方は一生カテーテル導尿。その後、障害なく自力で排尿しています。
九月二日
朝夕三十分ずつ合計一時間、自転車を漕いでいるという。スクワットができる。
九月三日
これまでシャワーだけだったのが、昨日はじめて風呂に入ったと喜んでいる。
九月四日
昨日、少しだが家の近所を自転車で走ったという。
九月八日
ロフトランドクラッチ（腕に装着して使用する片手用の杖）一本で家へ帰らせた。倒れてからジャスト一か月でここまできた！
九月十日
杖一本だけで歩いて来院。

九月十七日
前日、杖を持たずに、片手を妻の肩に置いただけで散歩したとのこと。
九月十八日
今朝、自転車で少し走ったという。
九月二十日
一人で来院。奥さんの付き添いなし。
九月二十六日
ロフトランドクラッチを卒業して一本のステッキにした。
昨日は自転車で滝野川の友人の家へ遊びに行ってきたという。
この日は自転車で来院。今朝、車を運転して人形町の自分の店へ行ってきたという。一か月半前に倒れて以来、中華料理店は閉めている。
九月二十九日
きのう地下鉄を乗り継いで人形町の店へ行ってきたと。乗り換えが多く、長く歩くので、歩数は相当なものになっただろう。
十月二日
一昨日は、朝八時から深夜まで店の片づけをした。昨日も八時から行っていた。

今日は車で行き、人形町の店を正式に閉めることに決めたという。
十月八日
雨の中、片手にステッキ、片手で傘をさして来院。
とくに大変ではなかったという。
十月十四日
昨日バイクで滝野川へ行ってきた。
今日も行くとのこと。
十月二十二日
昨日は自転車で大山まで行ってきた。
十月三十一日
池袋で新規開店。

朱さんは結局、倒れてから三か月弱で杖なしで歩き、自転車に乗り、バイクに乗り、車の運転もするようになりました。排尿ももはや普通にできます。便秘気味ですが、何日かに一度は出るそうです。はた目には普通の健常者に見えます。本人としては快適でないことはいろいろとありますが、特別不自由という状態ではありません。

本来、脊髄麻痺による下半身の麻痺は治ることはありません。大学病院の神経内科の診断が間違っていたのではないかと異論を持つ方もいるなかで、次の二点は決定的な事実です。
●グニャグニャで車椅子からずり落ちていた彼が、四十分という短時間の気功治療のあと、自分一人で立った。
●かろうじて座れるだけだったのが、二か月半という短期間で回復し、オーナーシェフとして復帰。この回復の早さは通常ならあり得ません。
この二点は、気功の効果と考えられるべき結果です。

大学病院でのＭＲＩの結果もあります。大学病院からの紹介状と情報提供書を一緒にもらい、クリニックに保管してあります。

第五～第七胸椎レベルで、明確な脊髄の変性像が確認され、それに基づいて神経内科で脊髄梗塞と診断名をつけました。九か月半後の池袋の検査センターによる検査では、第五～第九胸椎レベルで、脊髄の萎縮が認められました。器質的異常による麻痺という所見でした。

私はある程度結果が出てから、大学病院に入院したときの担当医に経過報告と、神経内科としての助言依頼の手紙を送りました。そのあとにも電話をかけて、診断の正確度とほかの治療法について話し合ったこともありますが、その解答は、

「診断には今でも変更はないし、正しいと自信はある。今後追加すべき治療法はない」

とのことでした。

私自身も医学的には同感で、診断に誤りはないと思います。

朱さんは今でもほとんど毎日通院して来ます。

「なんかと調子はいいよ」と言います。

私は麻痺していた彼を見、その四十分後に目の前で立った彼を見、その後の七年間、彼が普通に歩いているのをほとんど毎日見ています。

あの日起きた不思議な出来事は、私には何の実感もなく、いわば朱さんが勝手に立ち上がっただけのようでした。例えれば次のようになるでしょう。

魚信《あたり》もわからない初心者が、たとえば青森県の大間漁港の岸壁で釣り糸を垂れていて帰ろうとしたら、超大型のマグロが岸壁の上にジャンプした。見るとその口に彼の小魚釣りの糸がつながっている。初心者は大間漁港の歴史にもないほどの超大物をいつの間にか釣っていたのです。その昔、銀座で分不相応な一億円という大金を拾って、私たち庶民を大いに楽しませた大貫久男《おおぬきひさお》さんのようです。

その後も毎日のように、これまでの医学常識ではあり得ないような事例を私は診療上、多々経験しています。それらは、未知の可能性は限りなく大きいということを私に教えてくれました。

未知への可能性

私はそれまで思ってもいなかった可能性の領域に入りかけていました。

朱さんの〝事件〟は、これぞ最高と思えるような気功による治療上の出来事でした。ほかに脊髄麻痺を治せる可能性を持つものはないでしょう。

気功ができるようになり、それに伴う結果が出るようになってくると、以前に読んだ名医、名人の実例がそらごとでも他人事でもなく、身近な事実として受け止められるようになりました。

思いもかけず目の前に開かれた未知の可能性は大きいのです。

一整形外科医がこのままではマンネリだ、鍼灸をマスターしよう、そのためには気を感じ取りたいと思って学んだ佐藤気功が、私の気功治療のスタートになりました。

手で触るだけで治るのです。

これは本当に簡単で楽で、まことにいいのですが、三十余年の知識や経験のある医者にとっては、逆に困った現実でもありました。

起きるはずのないことが起きるのですから、素直に喜んではいられません。そこにはこれまでの知識や経験を真っ向から否定する現実があるのです。ただ認めるわけにはいきません。それまで現代医学の体系を基盤として生きてきたのに、それを覆すような治療上の事実がゴロゴロ出現したのです。

ですから、悩み、考え込んでしまいました。

わからないまま、わからないことを、よりどころもなく続けていくのは苦しいものです。どこか次元の違うところへ入り込んでしまったような感覚がつきまといました。とにかく納得して落ち着きたかった。しかし気功の力を知ってしまった以上、元には戻れません。それには自分で自分なりの体系（医学から宇宙まですべて）を作るしかありません。気功はただ触るだけなので、単なる技術ではないことはわかります。技術でないなら、たぶん考えられるのは心です。必然的に気や心の世界へと導かれました。

幸いにも多少気功ができるようになっていたので、気を通して心の世界には実感を持つことができ、さしたる違和感なしに入ることができました。

ガチガチの理工系の医者でなくなった分、少しずつ世界が広がっていました。しかし理屈っぽい医者には、やはりこれまでの医学や科学から心の世界へと橋渡しするものが必要でした。

幸いにも今はネットの時代です。調べるにも、探すにも手間はかかりません。図書館もあります。ネット書店もあります。触れば一、二回で治ってしまうので、毎日通院する患者さんが次第に減って、学ぶ時間も生まれました。

今世紀は量子論の時代です。

ニュートン力学の時代ではありません。その根本にあるのは心身一如《しんしんいちにょ》、身体は肉体だけで存在するのではなく、心と肉体で成り立っていることは今や科学的にも証明されつつあります。また、細胞生物学者のブルース・リプトンはその著書『思考のすごい力』（ＰＨＰ）で、私たちの思考は自分の肉体をも変えうる無限の可能性を持っていると説いています。

遺伝子やＤＮＡが私たちの生体機能をコントロールしているだけではなく、細胞の「外側」からやってくるシグナルや、私たちが抱く思考が（肯定的なものも否定的なものもともに）強力なメッセージを発していて、ＤＮＡをコントロールしているのです。この心と身体の橋渡しは、近年、さまざまな科学的論証によって裏付けられています。

これと量子論があれば私にとっては充分でした。治るという事実とそれを裏付ける理論が揃えば、もうウロウロと迷う必要はありません。楽しく、もっと楽に治せるようになるだけです。

朱さんの出来事は、私をそんなふうに一変させてしまいました。

マンネリ医者ではいけない、しっかり学べと何者かが私を蹴りとばしたのです。もっと治せる医者になれと私を叱咤したのです。その意味で私は朱さんの出来事にとても感謝しているのです。

《第三章》

はい、これでいいでしょう（診療日記から）

私の気功治療はこんな具合です

佐藤眞志先生に習った気功はまことに簡潔明瞭でした。

先生は横に寝ている人のそばに座り、「温かい」とか「涼しい」などとご自分で声に出して、相手のお腹、頭、首筋、肩などに順番に手を当てます。五分ごとに部位を移していきます。時折短く、「温かくなってきましたか」とか声をかけ、そのままじっと相手に手を当てつづけます。ひたすらこれです。あっけないほどシンプルです。私は先生のこの気功を五回受けました。一時間五回のレッスンを終え卒業するにあたって先生は、「はい、あとは患者さんを治してください、あなたならできます」とおっしゃって終わりです。めでたく卒業です。

あなたならできますと言われたので、とにかく実践するしかありません。

まず初めは先生に教わったように「温かい」「涼しい」と口にし、心の中でそれを唱えながら患者さんに手を当てるのです。セリフは「温かくなれ」でも「早くよくなれ」でもありません。ただ「温かい」「涼しい」です。イメージも願望もお祈りも、よけいなものは一切ありません。ただ黙って手を当てる……それだけ。それ以外に何もありません。私の言葉が私の魂を経てサムシング・グレートにつながり、そこから相手の魂に伝わるというのです。

サムシング・グレート任せですから、これはありがたい話です。

しかし治療現場では、この無言の治療では困ります。治療といえば医者が何かしてくれるのが相場です。ところが私は手を当てるだけ。こんなことをしていては間がもちません。まるでアホじゃないかと、雑念がよぎります。だんだん口数が増えます。毎日来ているようなお年寄りには、手を当てながら「どうですか、温かいですか」「気持ちがいいですか」などと言いながら、これを三か月、四か月、半年間続けました。とにかく半年ほどはまじめにやりました。

それをやっているうちに前述した朱さんがやってきたのです。このときも私は黙って朱さんのお腹に四十分ほど手を当てていただけです。あの出来事が私の医者としての認識をガラッと変えました。とにかく「気功はすごい！」と思ったのです。

朱さんの場合は状況が状況ですから、こちらが何をどうしようと、朱さんはこちらへ任せっきりです。ところがほかの患者さんはほとんどの場合、足が痛い、背中が痛いというような具体的な痛みです。それに対してただお腹に黙って手を当てるだけではまるでバカみたいです。それでは間がもたないと考えて、痛いところへ触ることにしました。

肩が痛ければ肩に、足が痛ければ足に、膝なら膝に、とにかく患部に触ることにしたのです。三分か五分、黙って患部に触りました。いや、これでも間がもたないのです。患者さんは、いったい何をしているんだ……？　という感じです。これでもやっていられません。

心の中で一度「温かい」と念じて、あとは「いつごろからですか」とか「どんなときに痛むのですか」などと、患者さんと対話します。「歩くとどんな感じですか」「階段はどうですか」「朝起きたときにどうですか」というような対話です。痛むところをずっと触りつづけながらの問診です。

だんだんわかってきたのは、触ると治る、という事実です。触りながら待っていると、あっ、治っている……という発見です。

実際、これで治るのです。

この手の下に、気が集まってくる

私は鈍才です。一を聞いて十を知るタイプではありません。世間ではよく「気を送る」「気を出す」「気を感じる」「あの人の気はすごい」というような言い方をしますが、私には「気を出す」「気を送る」という感覚はありません。自分で気を送ったり、自分で気を出すという実感がないのです。いわんや、自分がどんな気を出しているのか、それがわからないのです。

それでも私が手を当てた患者さんから「あ、熱くなった」「めちゃ、気持ちいい」というような反応が返ってきます。なかには気持ちよくなってそのまま寝てしまう人もいます。でも正直なところ、こちらはそれがわからない。相手が反応しているだけで、自分にはそれがわからない。だから困ってしまう。迷いながら、それでも続けました。自分で自分の気がわかってもわからなくても、結果は同じ。相手の痛みやつらさが消えているのです。触ればなんとかなる……それがわかりました。

しかしどうしてだろうと考えることはできます。

私の場合は、自分の身体から気が出るのではなく、どこかから、この手に気が集まって、温かさがくる……そういう感覚です。私が意識的に出しているわけではない。どこからか自然にこの手に集まってくる。だから患者さんに触っていると、その人は「あ、温かいね」と言います。そのとき私も温かいと感じます、私が温めているわけではないのですが、自分で触れば温かいのがわかる……そういう奇妙な感覚です。

気功による治療といいながら、自分の気がわからない……これには困りました。困って悩んで、勝手に解釈してみました。私の身体が、気を招きよせるある種の媒介になっているのではないか。私の身体がある種の導管になって、あたりに満ちている気を呼び寄せているのではないか。それがあるとき、この手に凝縮されるのではないか。それがいい結果を生んでいるのではないか……？

気功をする人の話に耳を傾けていると、多くの人が気を出すとか気を回すと言います。中国気功でいう「小周天」（体内の気を周回させる）とか「大周天」（天と地から気を取り込んで、宇宙と交流する）などもそうです。気を自分の身体から発するのです。

ところがこんな話も耳にします。

一生懸命に気を出したり発したりすることで、やがて自分が疲弊する……そんなことがあると。気が枯渇するのだそうです。

私には疲弊する、気を出すことで疲れ果てる……というようなことはありません。まったくそんな経験がないのです。ほかの気功の先生に話すとそれは不思議だと言われました。幸か不幸かわかりませんが、この間、とにかくそうやって手を当ててきたのです。

しかし黙っているのもまことに殺風景で、それを繰り返しているうちに「温かいね」と言われる頻度が多くなりました。今では自分の手に温かさが充満しているのが実感できるようになりました。私の掌は、実際に温かいのです。雑談を交えながら痛いところをさすったり、パンパンと叩いたり、なでたり、動かしたり、揺さぶったりと工夫を加えて気功をするようになりました。

いちばん多いのはぎっくり腰（腰痛）

①うちの患者さんでいちばん多いのは、ぎっくり腰に代表される腰痛です。
ぎっくり腰という言葉は、急に腰がギクッと痛くなってしまう状況を表しているだけで、病名ではありません。その内訳としては急性腰痛症（とくに病的ではなく痛いだけ）と腰椎椎間板ヘルニアが大半です。脊柱管狭窄症（昔は加齢による坐骨神経痛と呼びました）、すべり症、腰椎分離症などがこの中に入ります。つまり腰痛の患者さんが圧倒的に多い。全国的にみてもこれは合致する数字だと思います。
②頸痛、背中の痛み、肩こり。
③膝の痛み。
④骨折、脱臼、捻挫。
⑤その他、神経麻痺、うつ、パニック障害——と続きます。

ご自分のケースに近い具体例を探してください

この章では右の順に沿って実際の例を挙げました。

取り上げたのは、主にここ二年間ほどの診療日記からです。それ以前のものもいくらかあります。「こうして治った、良くなった」患者さんたちの記録でもあります。診療日記ですから、全例のカルテ、レントゲン写真等の記録があります。といってもこれは自慢話ではありません。私が治したのではなく、気功の力です。

こんな実例を知っていただくと、みなさんの常識が変わるかもしれません。それと同時に、病気や炎症の原因を知っていただきたいのです。そうすることで病気や炎症に対する理解が深まります。

今、現に痛みや苦しみでお悩みの方は、実例の中からご自分のケースに近い例を探してください。お役にたつ何らかのヒントがあるかもしれません。とはいえ痛みや苦しみはそれぞれ個別のものですから、もし必要があればメールや手紙などで私に質問してください。私は可能なかぎりお答えします。

治せる医者にかかる

どこに行っても治らなかった、どうしてでしょう、とおっしゃる患者さんがたくさんいます。私はこんなふうに答えます。

治るときは治ります。困るのは治らないときです。何か月通っても、何年通っても治らないことは多々あります。私のところで初診のその日に治ってしまって、涙を拭きながら、

「今までの何か月は何だったんでしょう？」

「あの十年間は何だったんでしょう？」

「あれだけ通ったのになんで治らなかったんでしょう？」

このようにおっしゃる方はたくさんいらっしゃいます。

治せなかった医者は悪いのですが、漫然と通わずに、ここは大丈夫か、ここでは無理だなとか患者さんも判断しなければなりません。

治せない医者に無理を望まずに、ほかを探してください。治すのは本当にむずかしいことです。医者だからといって皆が皆、何でも治せるものではありません。

医者の見極めは簡単です。

治せる医者は「治ります」と言います。治した経験が数多くあるので、当たり前に治りますと言います。

治せない医者は治した経験がないので、「治ります」とは言いません。しかし困ったことに、「私では治りません」とは絶対言いません。現代医学では治りませんとか、一年かかりますとか、言葉を濁します。こういう医者は、まず治りません。

治るには少なくとも「治ります」とはっきり言う医者にかからなければなりません（言うだけで治せない人も稀にいますから、これは必要条件です）。

ありきたりの治療で治らないときに、同じありきたりの治療をする医者、治療院を転々としても夢がありません。ありきたりでない医者を探しましょう。

結論は、初診の日に症状が変わらなかったなら「ここでは無理だな」と、ほかを探すことをお薦めします。時間とお金を無駄に費やさずに早く治るには、結局はこれがいちばん近道です。食事に行っておいしくなかったら、次は別の店にするでしょう。

医者も同じです。

《腰・膝・足の痛み》

① ぎっくり腰が痛くて眠れなかった男性介護職

朝一番の患者さんです。待っているあいだも身体をゆがめて立ったままで、典型的なぎっくり腰の様相です。話を聞くと、昨夜から痛くてあまり眠れなかったそうです。仕事が介護職なので、それが腰へきたと思うとのこと。レントゲン写真は異状なく、症状は典型的な腰椎椎間板ヘルニアでした。

説明しながら腰をさすってから、「歩いて」と言うと歩けます。「走って」と言うと走れます。立つ、座るも普通にできます。完治にほぼ近い状態になりました。本人は不思議そうな顔で「なんで治ったんですか」と聞くので、「ホームページに書いてあったでしょう、治りますって」と答えました。

「見ましたけど、本当とは思わなかった」と言うので、

「それだけではありません。今度はあなたが人を治せるんですよ。気功能力は、気功を受けるとうつるから」と説明しました。

「介護職なら、動けないお客さんに触って治すと動けるようになるから、腰を傷めることもなくなりますよ」と言うと、

「それはいいけど、治ってしまうとお客さんがいなくなってしまう」と言います。

賢い！　経営者でもないのに一発で問題点を指摘しました。そのとおりです。治ってしまうとお客さんがいなくなってしまうのです。朝一番からまたも厳しい現実の図星を指摘されてしまいました。

本当にそうです。

子どものころ、遊んでいた公園に紙芝居のおじさんが来ていました。物語のちょうどいいところで「続きはまた明日」と言って終わります。本当にいいところで終わるので、どうしても続きが気になってまた見に行くことになります。テレビがまだなかったころですから、

午後のあの時間は楽しみでした。

どうということのない話を一回で終わらせないで、少しずつ楽しんでいくのは生活の知恵です。紙芝居を見ている短い時間と、次の日まで楽しみに待っている時間と、どちらがメインなのでしょうか。「続きは次のお楽しみ」は大事です。人間には経験したり体験したりしての、消化できるスピードがあるようです。

治療もそうです。治りそうで治らない、もうそろそろという楽しみのあとに味わう達成感は重要です。人生の大事な一コマになります。紙芝居のおじさんは私に人生を教えてくれた優しい人でしたが、私はそれを学ばずに、気がつくと効率だけの殺風景な大人医者になっていました。

その後に出てきたテレビでは、六十分一本勝負のプロレスが放送されて、フルタイムの引き分け試合が多かった。味わいというのは、結果でなく時間という過程を味わうのです。その味わい（時間）こそが人生です。初回に数分で治ってしまえば、物語も何も生まれません。遅療がよろしいのです。早療はともに喜びがありません。

②「あやしいんだよなあ……」を連発する腰痛の壮年男性

私の好きな人がいます。年に何度か、腰が痛くなる都度、治療に来院する壮年男性です。

ゴルフが大好きな鍛え上げた筋肉の持ち主ですが、私が腰をさすって治療していると、いつも「あやしいんだよな。こんなふうに触っているだけで治るんだから……。本当にあやしいんだよなあ」と言うのです。

「そんなにあやしいなら、どこかよそへ行けば」と言うと、「いや、あやしいからここへ来るんだ」と言います、私はこの人の「あやしいんだよなあ」が好きで、聞くたびにうれしくなります。

さらに、「俺は以前ニューヨークでホテルに泊まっているときに、ぎっくり腰で動けなくなり、コンシェルジェに相談して近くの鍼の名人を紹介されて行った。一〇〇ドルと少しだったから一万五〇〇〇円ぐらいだったかな。それよりもここのほうが治る」と言ってくれました。

整形外科を受診なさる方は、鍼灸、整体、マッサージ、カイロプラクティックなどいろいろな治療を経験されていることが多いのですが、「ここが一番」と言ってもらえています。

今回は久しぶりに「あやしいんだよなあ」を聞けました。近ごろさっぱり来院がないのでときどき思い出しては、会いたかったです。

カルテを見ると、二年ぶりでした。「あれから調子がよかったので来なかったんだが、今回はちょっと腰がヘンなので来た」と言います。

早速新しい治療技をしたら、「来る都度、治療が違う。だけど身体が軽くなる。あやしいんだよなあ。本当にあやしいんだよなあ」を連発していました。気功もただ触っているだけではつまらないので、さする、叩く、揺する、倒すなど、その人の状況に合わせて行ないます。

「あやしいんだよなあ」――これを聞きたかった。会えないと、何年も会っていないように長く感じます。二年は長かったし、こういう再会はうれしいのです。

③「気持ちよくて目白駅まで歩いてしまいました」と脊柱管狭窄症の男性（73歳）

四十年前に会社を作って今も現役で働いている会長さんです。十年前に腰痛があり、一年前にぎっくり腰になり、半年前に歩けなくなってブロック注射をした結果、少しだけよくなった。だがひどい日もある。そんな日は朝からつらくだんだんひどくなる。足は小幅で少しずつ歩く。脊柱管狭窄症で手術しなければ治らないと言われているが、手術はしたくない

――そういう訴えです。

話を聞きながら三分ほど腰に触って気功をしました。

立って歩いてもらうと、ほとんど治ったと言います。本当に快調のようです。

「最近の一か月間の苦しみはなんだったんでしょうか？　摩訶不思議としかいいようがない。

摩訶不思議のひと言です」と、何度も感に堪えかねて繰り返します。私も同感です。摩訶不思議です。

翌々日に非常に達筆な葉書が届きました。「本当に本当にありがとうございました。帰りに痛みが八割ぐらい軽減し、嘘のような足運びができ、不思議で、医院から目白駅まで歩いてしまいました。今朝も痛みが少なく、ただただ感謝の気持ちで一杯です」。驚きました。医院から最短の池袋駅までが十分ほどの距離。目白駅なら徒歩で四十分から五十分ほどかかります。若者でも歩くどころか、自転車でも行こうとは思わない距離です。地図で見ると一六〇〇メートルの道のりです。

その一週間後に挨拶に来院され、また摩訶不思議を十数度も繰り返して帰りました。お礼というよりも、摩訶不思議を再確認したい、どうしてもそれを言いたいという感じでした。

気功のあとであまりの気持ちよさに歩きたくなったそうです。目白駅まで歩いても疲れは感じなかったとのことでした。帰宅後、奥さんに「触ってもらったら、治った」と言うと、「バカなこと言うんじゃない」と叱られたそうです。翌朝、ご主人を見た奥さんが驚いて、「ああ、まっすぐ立って動いている。昔みたいに動いている。本当だったのね」と喜んでくれたそうです。若返っていたらしいです。

数か月後、この方の紹介で会社の方が受診されましたが、会長は元気に動き回っているとのことでした。以来二年ほど経ちましたが、今日まで一度の来院もありません。元気でお過ごしのことと思います。

④「来たときとまったく違っています、よくなりました」急性腰痛症の男性

知り合いの六十代後半の男性が久しぶりに来院。三十三日前に物を持って腰を痛め、とくに昨日はひどかったといいます。診ると、典型的な急性腰痛症（俗称ぎっくり腰）です。器質的疾患があるでもなく本格的に問題があるわけでもありません。

椅子から立ち上がるのもかなり大変そうです。立ったままで一分ほど腰に触ってから、「座って、立って」を繰り返してもらうと、ほとんど普通の状態になっています。来たときと違って、お辞儀と後屈もできます。もう一度「座って、立って」をしてもらって、はい、オーケーです。痛いのが痛くなくなれば終わりです。「これだけ動ければ大丈夫ですね」と伝えると、ここへ来るまでが大変だったと、再び同じ話です。今現在、元どおりに動けるようになったことに気づかずに、痛かった話を、今でも痛むかのように話します。痛みが消えたことを認識できないでいるのです。

私がちょっと腰に触っていたのが治療だとは思っていない、よくなったとは考えていないのです。こういうときには、以前の痛かったときのことはひとまず忘れてもらうしかありま

せん。白紙の状態になって現状をチェックできるように、ひと呼吸ついてもらうために、低周波の治療を追加しました。終わって出てくるのを待っていると、今度はやっと「来たときとまったく違ってます、よくなりました」とニコニコ顔です。

気功は治療を受けたという実感がないのです。痛かった記憶だけで話していて、現時点の改善した状態を認識できないことが結構あります。この点がくやしいところです。医師としては、「あ、これで治った」とはっきり意識させる、インパクトのある気功のパフォーマンスを工夫する必要があります。

⑤「気功？ 高そう！」と思った腰椎椎間板ヘルニアの女性（42歳）

今朝、来院された患者さんとお話をしていると、当院のホームページを見ての第一印象は、「気功？ 高そう！」と思ったそうです。即、他の医院へジャンプしてネットサーフィンしているうちに、またここへ戻ってきたので、結局、当院を受診したと。

三年前に大学病院と聖母病院でヘルニアという診断を受けた。ＭＲＩでは小さなヘルニアがあったそうです。立つ、歩く、座る、物を持つなどを長い時間すると痛くなってくるので心配だと言います。診るとかなり軽いのです。気功でスッキリするでしょう。

気功のあとで状態を確認すると、良好。ご満足でした。

今の今まで高額な料金を請求されるのではと覚悟していた。「気功は無料です」という表示は見たものの、何かほかの名目で一万円とかの金額を請求されるのではと思っていたと言います。

さらに「もう少しはっきりと、〝保険の窓口負担金だけです〟とわかるように表示したほうがいいですよ」と言われました。

アドバイスに感謝です。ホームページの表示をお言葉どおり変更しました。

⑥「気功？　知っていたら来なかったと思う」椎間板ヘルニアの男性（30代後半）

三十代後半の男性が来院。診察すると、椎間板ヘルニアの中の軽という程度でしたので、早速気功をするとかなり改善して本人も驚いています。肩こりもあるというので全身の疲れを取ってあげました。すごく楽になり、喜ぶよりも不思議がっています。「これが気功ですよ」と気功の話をしました。「ホームページをお読みにならなかったのですか」とお尋ねすると、ネットで「整形外科、池袋、土日」で検索をかけ、時間と地図を見ただけで、内容はよく読んでいないといいます。

「では、帰ってから見てください。あなたのように触っただけで治ってしまったという不思議な話がたくさんありますよ。治ったあなたなら素直に楽しめますよ」と話すと、

「先に内容を見ていたら、逆に来なかったかもしれません。不思議で仕方がないのです。あやしすぎます」と言います。この不思議さは読んだ時点では信じられないだろう、体験しなければわからない、体験しなければ信じられなかった、とおっしゃいます。

ホームページのアクセス解析を見ると、うちのホームページにアクセスして即一瞬でよそへジャンプする例があるのも、一ページ目にハッキリと「気功で治る」と大きく出しているのが逆宣伝になってしまっているのではと思います。内容を何ページか読んでくださるわりに、初診来院が少ないのは、これはあやしいなとためらうからかもしれません。治りすぎは弱点かもしれません。

⑦　娘をうれし泣きさせた腰痛のお母さん（60代半ば）

六十代半ばの女性が娘さんに連れられて来院。腰が痛く、近くの整形外科に通っているが変わらないといいます。レントゲンを撮り、「老化現象はありますが、とくに悪くはありませんよ」と説明すると、娘さんが、私の気功で治ったのでお母さんを連れてきたと言います。それではと一分ほど気功をし、歩いてもらうと元気そうに歩き、来たときとは違うと言います。もう一度腰をさすってから、ソファーで座ったり立ったりをしてもらうと、楽に動けるようです。付き添いの娘さんも、「あんなにつらそうだったのに」と驚いています。

もう一度腰をさすってから歩いたり走ってもらうと、小走りもできます。お母さんはハンカチで涙をおさえながらうれし泣きしています。娘さんも「お母さんよかったね」と涙を拭いています。

思いがけない展開で驚きましたが、美しいシーンでした。今回は気功をしてすぐに「あっ、いい」という感じがありました。

翌日の夕方常連さんが来院して話をしていると、昨日の娘さんはその常連さんが紹介したのだとわかりました。

「お母さんがひどく痛くて苦しんでいたので、娘さんがほかの用事をキャンセルして車で連れて行ったら、目の前で治ってしまってうれしくて、一緒に泣いてしまった」

という報告を娘さんからもらったそうです。

そして常連さんは、

「気功の気は、気持ちの気ですものね」

と言いました。本当にそのとおりです。

⑧ 丸井の手前まで来て「あっ、痛くない」と気づいた腰椎椎間板ヘルニアの男性（52歳）

十日ぶりに再診した腰の椎間板ヘルニアの男性がこんな話をしてくれました。初診で治療を受けたあと、院内を歩いても隣の薬局へ薬をもらいに往復するときも、とくにそれほどの改善を感じなかった。帰り道、近くの丸井あたりの店に買い物に行く途中で、「あれ、痛くない」と、初めて気づいた。クリニックへ戻って報告しようと思ったが、いろいろ用事があってその報告が今日になったと。注射もしていないし、もらった薬も使っていないので、やはり気功が効いたとしか考えられない……というのです。

この話は大きな意味があります。気功でその場でほとんど治ってしまうことが多いのですが、いつ完治したのかわからないことも多いのです。この人のように、いつ効果が出たのかと時間を追って自覚する方は稀《まれ》です。このように経時的に、はっきり話してもらったのは初めてです。

気功はその場で出た効果がすべてではなくて、それは単に治癒過程のスタートで、翌日の朝一番にはっきりと変化が実感できることが多いのです。

水道の蛇口を開く、風呂釜の火をつける、エアコンのスイッチを入れる、それと同じで、ここがスタート地点です。ここからどんどん変化します。気功は変化のスターターなのです。

後日談があります。一か月後、ある女性が来院して受付の女性にツンケンと話しています。診察時に何を聞いても、答えるのもめんどうだという感じで、なぜか変に敵対的です。症状としては軽い腰椎椎間板ヘルニアだったので、いつものように気功をしました。

「どうですか」と聞くと、あれっという顔をしています。少しはいいかなと思って、もう少し追加しました。今度ははっきり「いいです！」と、すっかり上機嫌になっています。そして「○○に聞いてきました」と言います。この男性の奥さんでした。

これでわかりました。彼は前回よくなった話を奥さんに喜んで伝えたのでしょう。それを聞かされた奥さんは本気にしませんでした。けれど自分が腰が痛くなり、彼がここへ行けとうるさいので、本当はそんなヘンなところへは行きたくなかったのですが、あまりにうるさく言われるので、行けばいいんでしょと来院したようです。そうしたら本当に痛みが取れたので、「まさか、本当だったのね」ということになったのでしょう。よくあるケースです。これでお二人にとっては「あの医者は不思議だな……」という共通の体験ができて、絆がひとつ増えたことでしょう。

⑨「ワアー、歩いてる」ぎっくり腰で担ぎ込まれた若者

閉める時刻に元気な男性が飛び込んできて、

「本人が歩けないので、車椅子を貸してください」

と言います。しばらくすると三、四人がかりで一人の男性を運んできました。ボーリングをしていたら突然ガクッときて、それっきり動けなくなってしまったというのです。

車から待合室へ、さらにレントゲン室へ運んでから、撮影ベッドに乗せるのが大変でした。横になれないので、時間がかかりました。これでは診察室へ連れていくのもまた大騒ぎになるので、現像の出来上がるまで三分半、そのまま気功をしながら待っていました。急性腰痛症、俗にいうぎっくり腰です。

レントゲンで骨に異常がないことを確かめたので、「さあ起きて立ってみて」と言うと、むっくり立ちます。皆の待っている待合室へ歩いて行かせると、「ワー、歩いている」と皆さんが驚きました。

そこでおもむろに「まだ少し曲がっているね。もう少し治すから」と、皆の前で腰を少しパンパン叩き、「さあ歩いてみよう」と歩かせると、ごく普通に歩きました。もう一度、「はい、もう少し」とパンパン腰を叩いてから歩かせると、日常世界へ復帰していました。

これを運んできた友人一同の前でやったので、大いにウケました。みんなに「いったい何をされたんだ？」と聞かれて、彼は、「先生、ただオレに触っていたような気がする」と答えていました。まさにそのとおりです。それ以上に言いようはありません。

⑩「うわー治った」と叫んだ腰痛の若い社員。「ふざけるな！」と怒鳴った上司

閉める直前、上司らしい方がタクシーで若い社員の肩を担ぐようにして入ってきました。

急に腰が痛くなり、そのあと全然動けなくなったとのこと。

こういう場面こそ気功の出番です。整形外科医がそれらしきこともせずただ気功だけでは問題になりそうだったので、一応、腰に注射して三分ほど気功をしました。診察室から待合室へ歩かせると、若い社員は、

「うわー治った！」

と喜びの声をあげました。

若者の反応は素直で、正直でした。

すばらしい光景です。こちらも喜びの声をあげたくなります。

ところがそれを見た上司が「このクソ忙しいときに、ふざけるな！」と怒鳴りつけました。そんな、お前、何分かそこらで治るわけがないだろう、バカモン……！　という雰囲気です。そうです、それが世間常識というもので、まあ当然でしょう。

突然怒鳴られたので、若者はキョトンとしています。

上司のあまりの剣幕に、私も「いや気功をしたのですよ」とは言えませんでした。それを言っても、それこそ悪い冗談で火に油というほどの形相でした。治って怒鳴られた若者には気の毒でしたが、動けなかったのが治ったのですから、まあ許してください。私も帰りたかったので。

⑪ ダンスの頑張りすぎ――両膝の痛みで動けなくなった女性（39歳）

三十代後半の女性が両膝の痛みで初診です。長年ダンスを頑張ってきたが、とうとう膝を痛めてしまった。十日後の発表会はどうしても出たいけど、もし出られてもそれが最後だと思う、と話しているうちに涙が出てきました。身体と二人三脚でやってきたアーティストは深くダメージを受けている様子です。話をしながら膝に触りました。

そのあとで、「しゃがんでみて」と言ってしゃがんでもらうと、いちばん痛かったこの動作ができます。しゃがんでも痛くない。すこしここが痛いけど……と言いながら深くしゃがんで小さく屈伸している。もう少し治しますと言って再度膝に触って話をします。歩いてもらうとほとんど大丈夫です。触っただけでこんなに違うんだから、全然問題ないですよ、疲れが痛みになって出てきただけですから、あと十年はオーケーですよ。いくらでも治します、最高のコンディションに仕上げますから任せてくださいとお伝えしました。ついでに痛がっていた頸と腰にも気功をしました。これで全身オーケーです。その後の受診がないので、心配のない状態のままで発表会の日を迎えたと思います。気功は、困っている人ほど劇的な結果が出ます。

膝の痛みでお悩みの方は少なくありませんが、ほとんどは疲れによる炎症です。温かくすることがいちばんです。軟骨はあまり問題ではありません（軟骨が減っているために痛いというのは非常に稀です）。

⑫ 膝外側靭帯の炎症の女性（67歳）

患者さんが帰ってちょっと間ができたときに、職員がこんなことを言います。

さっきのあの方は入って来るときは壁や受付の台に掴まるようにして入ってきたんですよ。タクシーで来たんだと思います。それが普通に歩いて帰るんですから、ひどい人ほど結果がハッキリ出るんですねと。

何年も見ているだけあってさすがにわかっています。

そうなんです。

六十七歳の新患の女性でした。今朝左下肢がギクっとなったら、大腿から膝が痛くて歩けなくなったと、倒れるように診察室へ入ってきました。話を聞いて診察すると急激に炎症が起きただけなので、一分ほど触ってから歩いてもらうと、ちゃんと歩けます。もう一度触ってから歩いてもらうと、もう完璧でした。この治り方がかなり衝撃的だったようで、待合室にいたほかの患者さんに、「さっきまで歩けなかったのに……」と熱心に説明していました。困っている人ほど結果が出やすいのです。逆に症状の軽い人、ひどくない人は結果も半端にしか出ないことが多いのです。

⑬ ゴルフを中断して来た膝靭帯の急性炎症の男性（44歳）

せっかくのゴルフなのに、膝を痛めてプレーを中断してやってきた身体の大きな男性です。一緒にプレーをしていたという奥さんが付き添っています。傾斜面を走り降りるときに過大な負担をかけて痛めた膝の靭帯の急性炎症です。幸い大きな損傷はありませんが、本当に痛かったようです。

気功をしながら患部に触っていると、ほとんどいい感じです。歩いてもらうと大丈夫です。奥さんに、「これは本当に痛みが強かったんですよ、負担がかかりすぎたための炎症でした」とご主人が大げさに痛がったと誤解しないように説明すると、

「それはわかっています、ゴルフ場ではぴょんぴょんして歩いていましたから」

とのんびりした答えでした。ついでに疲れ取り（全身の疲れを取る。背中、腰をさすってから頸を支えて揺らします）をすると、クターと脱力がきます。全身、とくに上半身の力が抜けて泥酔したときのようになります。全身に疲労が溜まっているときの特徴的な反応です。相当疲れが溜まっていたのでしっかりと取りましたから、肉体的に二十五歳ほど若返りましたよと解説しました。ついでに奥さんにも気功をして差し上げると同じようにクターときて、しっ

かりと疲れ取りをしました、大人はやはり疲れています。ゴルフの途中で帰って来なければならなかったのはお気の毒ですが、お二人とも疲れが取れて若返りの楽しい体験を一緒になさったのですから、ハッピーな一日だったと受け止めてください。

⑭ 膝の痛みを自分で治せると気づいた超素質の男性

五十代半ばの男性が初診でやってきました。二年前にジムで膝の半月板を痛めて以来、膝の調子が悪く、どこへ行っても治らない、今は整体に通っているが、友人に薦められて当院へ来たといいます。

診察すると、疲れが溜まったための炎症なので、説明をしながら気功をしました。歩いてもらうと調子はいいようです。しゃがんでも良好です。ダメ押しでもう一度気功をすると完治した感じでした。

じつは腰も痛いのですと言うので、腰に手を当てると、

「ああ気が流れるのがわかる、ああ流れている」

とすぐさまの反応です。これはすごい。

「あなたは素質がありますね、自分で治せますよ」

と言うと、自分で自分の膝に触って、

「うわー本当だ、これなら自分で治せる」

と声をあげました。さらに自分で自分の頸に触って、「これなら本当に自分で治せる」と喜んでいます。手を当てたところから手や足などの末梢側へ気が流れていきます。

初回でこんな人は初めてです、たちまちプロ級になってしまうでしょう。

「あなたは触るだけで人を治せるはずですから、人を治してあげてください。人を治すのは自分を治すよりずっと簡単ですから」

と勧めました。また超えられてしまいました。私を超えてしまった三人目の患者さんです。しかしこの人はすごすぎます。

⑮「あっ痛くない」と膝痛の若い女性

夏から膝が痛みつづけているという若い女性が来院。シクシクと疼《うず》く感じで、寝ていても痛い、立っていても、歩いても、座っていても疼いて痛い。痛いというよりもむず痒《がゆ》いような、関節が外れたような不快感だといいます。珍しい痛み方でした。

以前、他医を受診した際のレントゲン写真は異常がなく、いずれＭＲＩを撮りましょうと言われたそうです。ネットでいろいろ調べて、変な病気ではないかと心配し、当院を受診したという話でした。

膝蓋骨（膝のお皿）をたたいてみると痛い。「これは疲れが溜まって限界を超え、あふれ出たものが痛みとなって出ているだけですよ」と話をしながら、二、三分膝に触っていました。歩いてもらうと、「あっ痛くない。あっ痛くない！」とはっきりと喜びの声が出ました。パッと花が開いたような喜びの表現です。しみるような、疼くようないやな痛みが何か月間も続いて、心配だったのが消えて本当にうれしかったのでしょう。このように喜んでいただけると私もうれしい。数分間触っていただけで、この結果、この喜びです。

喜ぶ姿は本当に美しい。

⑯ 膝の痛みで、このまま歩けなくなってしまうのでは……（43歳の美しい女性）

一年前から両膝がガクガクして歩くのが痛い、鍼に通っているが治らない。整形外科へ行ったが、レントゲンの結果、「関節の隙間が狭く、軟骨が減っています。加齢です」と言われて、湿布と痛み止めの薬をもらったが治らない。鍼でも改善せず、一週間前からとくにひどく、痛くなってきた。階段は手すりに摑まらなくては降りられない、歩くときは脚を引きずって歩く、しゃがむことができない……そんな患者さんでした。

膝痛の症状は全部揃っています。診察すると、やはり疲れによる膝の炎症でした。「疲れが溜まった膝の炎症です。毎日膝を使っているので、疲れが取れる暇がなく、治らないだけですよ」と話し、三分ほど膝を触りました。「さあ歩いてみて」と歩いてもらうとほとんど普通に歩けました。もう一度ベッドに乗ってもらい、再度手を当てます。

「四十三歳の女性に向かって、加齢だ、軟骨が減っているなんて、とんでもない医者ですね。許せないですね。膝は、疲れが溜まっていただけですよ」

などと話をしながら、およそ二分間ほど気功をしました。

もう一度歩いてもらうとほとんど完璧です。そこで「どうですか」と聞くと、「涙が出そうにうれしいです」と言いました。思いがけない言葉でした。このまま歩けなくなってしまうのだろうかとまで思っていた人です。

この方だけではなく、痛くてつらい症状が続くと、このまま歩けなくなってしまうのでは、寝たきりになってしまうのではと、不安を掻き立てられることが多いのです。不安がさらに不安を呼びます。こうした不安には、医学的説明よりも、治してしまうことが決定的な、最高の特効薬です。

《頸、背の痛み、肩こり、寝違え》

⑰ 全身の痛みと張りを訴える理学療法士（27歳）

一週間前に、十年前から全身の痛みと張りがあってどこへ行っても治らないという二十七歳の男性がやってきました。初診です。仕事は理学療法士。当院のホームページを見て興味を持って、本当かどうか確かめるのが第一の目的だったようです。それが、何分間かの気功で慢性の筋肉痛（使いすぎ、疲れからくる痛み）がほとんど完治してしまいました。こういう方法も本当にあるのが衝撃だったようで、本気で驚いています。

再診日の今日は診察室へ入ってくるなり、開口一番、

「お金を払いますから気功を教えてください、ぜひ教えてください」

と、弟子入りモードです。これが第二の目的だったようです。

「もうできますよ、私の治療を受けると気功能力がうつってしまいます。だから弟子入りは必要ないですよ」と答えると、

「あれからなぜかぼくの患者さんが良くなるんです、不思議なんですけど……」と言います。

やはりもうできているのです。あなたは毎日練習相手がいるのだから、すればするほど上手になりますよと付け加えました。磁石にくっつくと磁石になるのと同じで、気功能力はうつるのです。頑張ってください。本日は治療の希望はないというので、しっかりと気功をして、このパワーをしっかりうつしてあげました。その後、彼から聞いたという二人の理学療法士の若者が同じ趣旨で来院しました。

⑱ 頸椎椎間板ヘルニアで頸が曲がったままの女性（25歳）

終業近く、若い女性が頸が大きく左へ曲がっていて動かせないと来院。右側の頸、肩、背中に広く痛みが出て、頸は左下にしか動かせません。レントゲンで頸椎に異常のないことを確認し、診察をしながら気功をしました。

思い当たることはまったくないといいます。症状は右側の神経根刺激による疼痛で、病名は頸椎椎間板ヘルニアです。

この状態のまま帰すにはあまりにも悲惨なので、まず閉店前の隣の調剤薬局で薬を受け取ってから戻ってきてもらい、もう一度気功をしました。徐々に、だんだん動かせるようになり、五分ほどでホッとした表情になりました。

「来るときは前がちゃんと見られなかったんです」と言います。

「それ以上に、これだけ身体がすっきり楽になったのは経験がない」とおっしゃるので、「全身の細胞が若返ったんですよ」

と説明しました。

話をしているうちに、その原因がわかりました。資格試験の模試を終えて会場から直接当院へ来たそうです。彼女は保育園で働きながら受験勉強中で、頸、肩、背中に緊張が続き、ゆるむことができなくなったようです。緊張と痛みの悪循環サイクルに陥ってしまっていたようです。

やはり勉強は健康によくないことが多いようです。気功は困っているほど結果が出るという特徴が今回も確認できました。困ったときの気功頼み、これが正解です。

⑲「頸が痛い、眠れない、歩けない」がスパッと治った20代前半の女性

二十代前半の女性が来院。月曜日に寝違えて、痛みがだんだんひどくなって、翌日整体へ行くと、炎症が起きているので医者へ行くようにと言われて、夕方になって当院へ来たといいます。頸が痛い、よく眠れない、朝痛くてなかなか起き上がれない。じっとしていてもズンズンして痛む、歩いても痛みがひびいて普通に歩けない。「走れそうですか」と聞くと、「いえ、絶対に無理」と断言します。

診察すると頸はほとんど動かせず、診察もほとんどできない状態で、わずかに揺らすだけで「あっ」と軽い悲鳴が出ます。レントゲン写真に異常はなく、肩と手には症状が出ていないことを確認して、頸に軽く手を触れながら三分ほど気功をしました。

「立ってみて」と言って立ってもらうと、「あれっ」という表情をしています。歩いてもらうと普通に歩けます。「走って」と言うと走れます。

「走っても痛くない」と自分で驚いています。頭をいろいろに動かしてみると、まだ少し痛みは残っているけれどほとんど大丈夫、と言います。

仕事で一日中パソコンを使い、最近は残業続きで特別に忙しかったそうですが、その疲れが原因です。疲れが溜まって痛みとなって出てきたのですと説明しました。

スパッと治ったので私もうれしかった。このように治るのは気功だけだと思います。気功は生命力を極端に上げ、回復力、治癒力をアップして問題を解消します。温度を上げることで雪や氷を溶かし、蒸発させて消すような感じです。

⑳「どこへ行っても治らないんです」と十年来の慢性的な肩こりを自慢する女性

診療時間が終わる間際に女性が来院。「十年来の慢性的な肩こりで、長いんです」とまるで自慢げです。「どこに行っても治らないんです」と、難攻不落を誇っているようです。肩こりは確固たるわが身の一部と化しているような言い方です。

気功をしながら、これでは治ってしまったら寂しくなってしまうでしょう、キャラクターの再構築が必要になってしまいますね、と冗談を言いました。今後の展開が楽しみです。一回で治ってしまったら、こちらが寂しくなります。どうしたのでしょう、あれから再来はありません。やはり治ってしまったのでしょう。お互いに寂しいですね。

㉑ 頸が前屈して前が見えない（77歳の男性）

昼過ぎに八十歳近い、現役で働いている地元の男性が再来です。

今日はだいぶいいとニコニコしながら入って来ました。

三日前の日曜日、定刻の時間を過ぎたので終わりにしようとしたときに、「頸が痛くて動かせない。西口公園の所にいるけど、すぐに行くので待っていてくれ」と電話をかけてきた人です。泣いているような悲痛な声でした。「じゃあ待っています」と返事をしましたが、いくら待っても来ません。黙ってすっぽかすような人にも思えません。あの悲痛な感じなら這ってでも来るだろうとパソコンをいじりながら待っていると、やっと電話が来ました。最初の電話から一時間は過ぎていました。

「俺、今どこにいるんだ？　ここはどこだ？　わからない」

これだけ待たせて、それはないでしょう。

「そばに何が見えますか。○○は見えますか」

と、道順を教えて、なんとか到着です。グルグル探し回っていたら、自分がどこにいるのかもわからなくなってしまったそうです。

頸がガクッと下へ曲がってしまったら、もう上がらない、前が見えなかった、見えるのは足元だけ。足元だけ見て歩いていたら、どこを歩いているのかさっぱりわからなくなったのだとか。寒い中を遭難寸前でした。これでは怒るに怒れません。これだけ待たされたのも初めてです。「俺は今どこにいるんだ?」「ここはどこだ?」も初めてです。

「注射してくれ」と言うので、いつもの肩甲上神経ブロック注射をしてから三分ほど気功をしました。彼は気功で治療していることは理解していません。注射で治っていると思っています。こんな人は少なくありません。目に見えないものは理解されにくいのです。


まっすぐに立たせると水平前方の視野は良好です。これなら大丈夫と帰ってもらいました。十九時過ぎまで待たされて、注射と気功は三分。待たされた分だけ気功パワーの爆発でした。三日たった今日、これだけ快調なのですから、先日の気功はよほどしっかりと効いたようです。よかった。

㉒「三か月前から頸が回らない」80歳男性

開院当初からときどき通院している男性が四年ぶりに来院しました。三か月前から頸が回らなくなり、病院であらゆる検査をしたがわからなかったと話します。検査で何も見つからなかったのなら、あとは治すだけです。昔は巨漢と呼ばれていただろうと思われるほどに身体が大きく、若々しく元気で、それ以上に傲岸不遜《ごうがんふそん》に近いほど態度がデカイ。地元の顔役の一人らしい光景を何度か見かけたことがあります。

威張っているのではなく、自由に生きてきた彼の人生がそうさせているという感じです。彼には周りの現代人は可哀想な小物に見えるのでしょう。戦後のインテリヤクザを思わせる風貌です。頸の痛みがどうしようもなくなって、しかも近くて手軽だからと、思い出して来たという雰囲気でした。

検査はし尽くしたというので今さら診察でもないし、三分ほど気功をして、「ほら、もう動くでしょう」と帰しました。

翌朝一番、受付の女性と彼がなにやら揉めています。

「昨日の先生に挨拶したい」

「先生は今ほかの患者さんの診察中です」

「昨日の先生に挨拶したい」

「いえ、うちには先生はいつも同じ一人しかいません」

「いや昨日の先生に会いたい」

と、押し問答をしています。昨日の彼です。ここには私しかいないことは知っているはずなのにと、喧嘩になる前に待合室に出ていきました。

　私を見るなり、両手を真っ直ぐに伸ばして大腿外側にピタッと付け、完璧な直立不動で、「昨日はありがとうございます。これからもよろしくお願いします」と大きな声で言い、九十度近く直角に最敬礼して、直立に戻ると回れ右をして出ていきました。これには、私もとっさに反応ができませんでした。

　二十年来知っているあの大物の彼がこんな最敬礼をするなんて！　絶対にそんなことをする男ではありません。たとえ生まれ変わってもしないでしょう。彼にとっても人生で初めてではないでしょうか。

　それは動かなかった頸が動いたからうれしいという話ではありません。それなら酒の一本でも置いていけばすむことです。たとえ彼の命を救ったとしても、「おかげで命拾いしたよ、ありがとう」ぐらいのものです。三か月かかった検査でもわからなかった問題が一発で消えて驚いたという話とも違います。

私の医学、技術に対する敬意ではありません。私が頸に触っていたときに彼は何かを感じたのです。そこにいた医者は姿かたちも声も口調も長年知っている医者とまったくの同一人物ですが、しかしまったく違った存在だったようです。その背後の何かに、学徒出陣の世代の彼は感じたのだろうと思っています。あれは人間に対しての礼ではありません。大日本帝国軍人が靖国神社の英霊にするような、超自然のものに対する礼でした。

しばらくしてその考えは変わりました。

昨日、彼が帰るときはまったく普通の雰囲気だったのに、ひと晩たって一変したのは、昨夜、寝ている間に夢を見たのではないかと思います。白衣を着た神様が自分を治してくれた夢……。それが朝一番で来た理由ではないかと思います。これが正解ではないかと思います。

あの最敬礼も不思議です。あれは、その昔、一般国民が天皇陛下の前へ出てお声をかけられ、最敬礼をして退出するときのそれです。これが正解ではないかと思います。二度とはない不思議な出来事です。

《肩・四十肩・五十肩》硬くなってしまう前に……

㉓ 何もしないで治った60代男性の肩痛

六十代後半の初診の男性が診察室の椅子に座ったので、「どうしました」と聞くと、「肩が痛くて手があがらないんです」と。「どっちの肩ですか」と聞くと、「これが痛くてあがらないんです」と言いながら左腕をあげました。あがった左腕を見て、アレっと自分で驚いています。これを数回繰り返しました。腕は立派にあがっています。混乱してしまったこの方は、「いや、本当にあがらなかったんです、だから来たんです」と謝りながら確認するように手をあげています。そして「すみません、すみません」を何度も繰り返しながら帰ってしまいました。

わざわざ保険証をもって朝から来院するくらいですから、本当に痛くてあがらなかったのでしょう。何が何だかわからなくて困ったご本人には気の毒ですが、診察室で白衣を着て座っていると、すでに気功モードに入っていることがあるのです。

気功家の浦田紘司先生（http://www.kuu-no-kai.com/）は、自分の近くに来ただけで治りますとおっしゃっていますが、その言葉が納得できます。私は浦田先生のようなトッププロのヒーラーではありませんが、「ここへ入ってきただけで楽になった」と言われたことは無数にあります。痛い、動かない……それを訴えに意気込んでやってきた人は、いざ診察のときに「さっきまでは痛かったのに、今はあまり痛くない」と気が抜けて困っています。お気の毒です、申し訳ありません。これからは症状を訴え終わってから治すように気をつけます。

㉔ 女性ピアニストの頸から肩にかけての炎症

初診時の痛みが一回の治療で治った女性ピアニストの話です。

左頸から肩にかけて腫れぼったい感じで、動かすと痛い。肩から手までだるい。力が入らない感じがあり、腕を伸ばすのが嫌な感じです。ご自分では、指揮者の岩城宏之さんと同じ頸椎後縦靭帯骨化症があると言います。毎日八時間もピアノを弾いているせいで、肩から手まで炎症が起き、どこの病院へ行ってもなかなか治らなかったそうです。頸から手まで酷使のせいで起こったのですが、ピアニストとしては死活問題です。それが一回の気功で治ってしまいました。うれしいと言います。二度目の診察のあとで、気功の感想を話してくれました。

この方は頑張りすぎなので痛くなるたびに来ますが、ここに来ると治るという安心がある。

だからまた頑張れると言ってくれました。身体は使うためにあるのです、飾っておいても意味がない。痛くなったら治せばいいんです。ちゃんと治りますから。二日前に初めて来た十九歳の音大生の肩も一回で治りましたよ。

㉕ 五十肩で悩んでいた母と娘の絆

岩手県一関市から六十二歳の女性が来院。ここ一年ほど五十肩で困っている、ブロック注射などいろいろ治療は受けているが、夜寝ていても痛む、右の背中も痛む……と訴えます。東京にいる娘さんの足の捻挫がここで一回で治ったので、「お母さん、だまされたと思って出てきて、一度診てもらいなさい」と言われていたので、とうとう上京したと言います。しかも明日は帰るというのです。一回で治ると決めているらしい。一関というと遠方です。気合を入れて気功をしました。

これで明朝ほとんど完治し、やはり娘の言うことを聞いてよかったとなるはずです。このようなケースはほとんどが、娘さんがお母さんのためにというパターンです。父親——息子というケースはめったにありません。今回もまた娘と母の絆に花を添えられました。アフターケアの遠隔気功付きです。

《足》

㉖ ディズニーランドで十時間遊んで足首に腫れと痛み（20歳の女性）

若い女性がお母さんに付き添われて初診です。

足首が痛く、足を引きずらないと歩けないという訴えです。足首の外踝《がいか》（くるぶし）の下が腫れていて、押すと痛いと悲鳴をあげます。ディズニーランドに行って十時間も遊んできたそうです。それでこの程度の腫れと痛みならよかったですねと話しながら、患部に触り、そのあとで歩いてもらうと、かなりよい。しばらく様子を見てからもう一度触って歩いてもらうと、ほとんど治っていました。

付き添いのお母さんにも診察椅子に座ってもらいました。そして、若者は回復力があるので、放っておいてもどうせ治ります、本当は親のほうが疲れているのです、大人の疲れはどうしても溜まる一方なので、本当に治療したいのは親のほうなんですと話しながら、お母さんにも気功をしました。結果、お母さんは身体が軽くなり、嘘みたいに楽になりましたとニコニコです。ディズニーランドのアトラクションより不思議な気功を喜んでいただけたようています。私の主義として、付き添いの方にもサービスで気功を体験していただくようにしています。

㉗ 72歳女性の足の痛み・腰椎ヘルニア・外反拇趾

七十二歳の女性が来院。

私が身障者の認定医だと役所で教えてもらったそうです。

十二年前から足が痛くて歩けない。病院では、腰の椎間板ヘルニアと、両足の外反拇趾を手術しなければならないと言われて通院したが、痛くて歩けないのでタクシーを拾ってしまう。身体障害者の認定を受けてタクシー券をもらいたい、ついては身障者認定の診断書をお願いしたいと訴えます。（等級により月額1800円～3300円のタクシー券をもらえる制度）

「身障者は何をしても治らない人ですよ」と、治療をして帰したのが先週のことです。六日ぶりの二度目の来院の今朝、普通に歩いています。

「あの日から全然痛くない。あんなに病院に通っていたのに、なんで治らなかったんでしょう」と不思議がっています。

「治さなかったからです」と答えました。さらに一週間後のこと、前日高島平へ行き、しかも一万歩も歩いたといいます。二週間前とは激変です。

もう一つ深刻な問題がありました。十か月ほど前から口がガクガク動いて、余分な力が入ってうまく食べられない。大学病院で検査をしても、まったく診断はつかなかったそうです。三か月半前からは食事が全然食べられなくなって、栄養飲料（エンシュアリキッド二五〇ミリリットル1缶、保険で処方）を毎日六缶（二五〇×六＝一五〇〇ミリリットル）飲むだけで生きているというのです。

いろいろとお話を聞いて、総入れ歯が原因だろうと考えました。入れ歯が口に合わないので拒絶反応、排除運動として、口がガクガク動くのでしょう。入れ歯を外して歯茎で食べるようにしてみることを勧めました、まずは好きなもの、食べたいもの、柔らかいものから始めてくださいと伝えました。

一週間後にはかなり食べられるようになった、おいしい、と喜んでいます。栄養飲料の缶は手持ちの分がなくなったので、もうもらわない、食べるほうがおいしいし楽しいから、と言います。うれしそうにニコニコ話しますが、私には三か月半も缶飲料だけで生きていた（そのように指導された）ほうが不思議でなりません。都市伝説レベルの怪奇談です。初診後の急激な改善は今振り返っても信じられないほどです。

七十二歳の女性が二十一世紀の東京のど真ん中で、身障者に認定されたいと願うほど足が痛く、さらに六本の栄養飲料缶だけでまっとうな食事もなしに生きてきたとは悲しいことです。これは気功も関係なく、治療以前の問題です。医者として恥ずかしいという思いがこみ上げてきます。よくなったのは、気功治療というよりも私の気持ちがそのまま効いてしまった結果だと解釈しています。それ以外にこんな急な改善はあり得ません。その後は普通に歩いて、普通に食べています。

㉘ 足首を捻った女子チアリーダー

ヒビが入ったのでしょうか、捻挫でしょうか、調べてもらえますかと電話がありました。かなり足を引きずりながら若い女性が来院。前夜チアリーディングの練習のときに着地で右足を捻ったといいます。右足首を二十センチ幅の弾性包帯でぐるぐる巻きしています。大きな病院でも、これほど大量の包帯の固定は見たことがありません。

レントゲン撮影の結果、骨折はありません。腫れている足首に触りながら話をしていると、一昨年、左の膝の前十字靭帯を切って手術をしたといいます。来週には全国大会だそうです。「歩いてみよう」と歩いてもらうと、「痛くない」と小声で言います。もう少し気功をして、「さあ元気に歩いてみよう」と言うと、今度は「歩いても痛くない」と言って涙を拭いています。サービスで全身気功をすると、「全然痛くない」とニコニコ顔。本当にうれしそう。これは痛み止めではなくてダメージ部位が治ったのです。通常一か月かかる足関節捻挫の治癒過程が何分間に短縮したのです。ついでに全身の疲れが取れて若返ったのです。

全国大会、頑張ってください。

数日後の夕方、再来。土日の大会に備えて、念のために来院したと。しっかりと気功をしました。身体が軽いと喜んでくれました。翌朝は「これ、本当に私？」と驚くほど軽くなっているはずです。これは私からのエールです。

その後、このチームの女子学生二人が数か月おきに大会の前に来院。下肢の受傷を治すためでした。もちろん最高のコンディションになっていただきました。

㉙ 足首を捻挫した高三男子が都大会で勝利

体育祭で左足を捻挫した高校三年生がホームページを見て来院。昨日は近くの病院のレントゲンで、骨折はないが靭帯を損傷しているといわれ、松葉杖を借りたそうです。皮下出血痕がしっかりとあります。

明日、東京都の陸上競技の大会があり、学校では出場は無理だと言われたが、諦めきれなくてネットで探して来たのだと言います。百メートル一〇秒台で走る記録を持ち、明日の大会は狙っていた。それならと、気合を入れて気功をしました。院内でダッシュさせると大丈夫だと言います。サービスでもう少し追加しました。本人は自信を持って帰りました。

翌日来て「勝った、勝った！」と喜んで報告してくれました。ここへ来なかったら出場もなかったと思います。やはり治りたい気持ちで結果は出るという好例です。

それと同時に、こっちの気持ちの入り方もあります。高三男子が最後の大会にどうしても出たい気持ちを諦めきれずに、自分でネットで探して一人で来た熱意には感じるものがありました。

㉚ 自転車のスポークで外傷の幼稚園年長の女の子

泣いている女の子がお母さんに抱っこされて来院。自転車の後輪に足を挟んだ、典型的なスポーク外傷です。皮膚の圧挫傷と足の外側に広範な腫脹があり、お母さんがしたガーゼ処置に加え、シリコンガーゼと薬を追加しました。

痛くて足を着けないので、小さかったころのベビーカーを引っ張りだして乗せて来たといいます。今年保育園の年長さんで、これから小学校受験もあり、「いつから歩けますか?」とお母さんは心配して尋ねます。

足を両手で包んで気功をしました。来院時は泣いていた女の子も落ち着いて興味ありげにこちらを見ています。賢そうな可愛い子です。靴を履いて歩いてもらうと歩けます。もう一度歩いてと言うと元気に歩き、走ってと言うと走れます。帰るときに見送ると、お母さんが

「魔法の手だねと、この子と話していたんですよ」とお褒めのひと言です。そうです。楽しい、うれしい魔法です。

㉛ ケンケンで来て、歩いて帰ったママさんバレーのお母さん

昨夜、ママさんバレーでふくらはぎの肉離れをした女性がケンケンしながら来院。痛くてまったく足を着けないと言います。足を床に置くだけでも痛い。肉離れです。でも軽いほうです。三分ほど気功をして歩いてもらうと、一応歩けますが、まだひどく足を引きずるので、あと二回気功を繰り返すと、日常生活が可能という状態になりました。「お母さん大丈夫？」と心配していた二人の女の子もご主人もひと安心で、ほっとした様子です。ギプス固定も、副木も、松葉杖もなし。一応普通に生活できるようになって喜んでいます。

三日後、「疲れを取ってください」と再来。どうですかと聞くと、家事はできるので家族もたちまち「あ、お母さん大丈夫ね」と安心して、それぞれもとに戻ってしまい、大事にしてもらえたのは翌朝までだったとのこと。歩く姿を見るとまったく大丈夫そうで、これでは誰も怪我人とは思ってくれないでしょう。

さらに三日後に来院。ひどく足を引きずっていて、長女が付き添っています。「どうしたのですか」と聞くと、子どものバレーボールチームの練習手伝いで球出しを目いっぱいやり

ましたとしょげています。自信を持ちすぎて、頑張りすぎたのでしょう。治りがよすぎるのが裏目に出てしまったのです。頑張りすぎて痛くなるパターンはよくあります。気功の欠点は治りすぎることです。

㉜ 外反拇趾……泣きたいほどの痛みですと若い女性

十九時ごろに女性が来院。「一か月半ぶりですね。今日は頸ではないんです。歩くと外反拇趾が痛くて、会社では裸足で仕事をしていました」。たしかに外反拇趾は、痛いときは泣きたいほどに痛いのですが、外を裸足で歩くわけにはいきません。

足に三分ほど気功をして靴を履いて歩いてもらうと、「あっ痛くない、大丈夫です」と喜色が戻ります。サービスで頸と背中にも気功をしてあげました。「あー全然違う、楽になった」と喜んで帰っていきました。

外反拇趾の痛みをこのように取ってしまう不思議な治療は、なかなかほかにはないと思います。彼女はハッピーです。常時、ドラえもんをお抱え医者にしているようなものですから。

㉝「私、気功とか好きなんです」と足の捻挫でやってきた36歳の女性

階段で足の捻挫をした方が来ました。レントゲンを撮り、その現像を待ちながら、足を

持って気功をしていました。出来上がったレントゲンを見て「骨折はありませんね」と説明すると、「今のが気功ですか、おもしろい」と言うので、「そうですよ、ネットを見ました？」と尋ねると、「私、気功とか好きなんです。それでタクシーに乗ってここに来ました」というご返事です。「足の骨折も早く治ります。やっぱり気功は効くんですよ」と伝えました。歩いてもらうと「本当だ、痛くない」と。即断即決のスピード解決でした。

㉞ 上京してアパート探しの途中で捻挫したお母さん

昨夕、長崎から上京したという女性が来院しました。

上京したその朝、右足を捻ってしまったそうです。息子さんの部屋探しに無理をして歩き回り、部屋を決めたときには痛くて歩けなくなったそうです。このままでは飛行機に乗るために羽田まで行けないので、日帰り往復のチケットをキャンセルしたら、翌日の便も満席で取れなかったそうです。そこで不動産屋さんにネットで整形外科を探してもらって来院したというわけでした。

診察室の隣のレントゲン室へ行くときもケンケンです。這うほどではないのですが、かろうじてやっと歩けるという様子でした。写真を見ると骨折はないので、三分ほど気功をしました。歩いてもらうとあまり変化がありません。もう一度気功をしましたが、やはり痛がるので、松葉杖を二本与えて歩き方を指導しました。

少し上手になったので、左一本にしました。さらに左手のステッキ一本にして練習をすると、ステッキなしでも歩けるほどに回復。近くにホテルはありますかと聞くので、歩いて数分の、あまり高くないホテルをお薦めました。

明日は大丈夫なはずですからもう一度来てくださいと帰しました。本当は最初の気功で歩けるようになってほしかったのですが、即快癒というわけにもいきません。時間がかかりましたが、でもこれで明日は治っているはずです。気功は、最初気を当てた瞬間がスタートで、その後も気は流れつづけます。治っているはずなので翌朝が楽しみでした。気功は治癒がどんどん進みます。

今朝、楽しみに待っていると九時半に来てくれました。

「もう大丈夫なので返します、今朝、起きたら痛くなかった」とステッキを返してくれました。足全体に青黒く皮下出血痕が広がっていました。

やはり捻挫をしてから六時間も部屋探しで歩き回ったのが悪かったんですかと聞きます。そうです、ダメージが深まったのです、それですぐには歩けなかったのです。

昨夕は歩く練習をしていたらどんどん上手になったとおっしゃいます。気功で痛くなくなったから楽になったので、練習したから上手になったのではありません。これから明日の飛行機の予約をして、秋葉原へパソコンを見に行って息子に買ってあげる予定だと、元気になっています。昨夕はケンケンしていた方が、今朝は杖も不要で秋葉原へパソコンを買いに行くとおっしゃっています。この回復を当然と受け止めていることがすばらしい。

通常なら二～四週間はギプスか副木固定で両手に松葉杖で生活する状況だったとは、夢にも思っていません。あり得ないことが〝当然でしょ？〟となっています。当然のように治ってしまって、当たり前と認識してしまっている。

すごい！

㉟「うわー、気功ってすごいんだ……！」と足の炎症の女性（29歳）

かわいい人が足が痛いと来院しました。

原因はと聞くと、「うーん、思い当たらない」と言います。旅行、引っ越し、スポーツ、トレーニング、買い物とか、何かありませんかと聞くと、「旅行は行ったけど……」と首をかしげています。

「どこへ」

「ハワイ」

「じゃあそれだ。あなたの症状は、典型的な疲れによる炎症だから」と言うと、

「だけど毎日立って働いているけど……」と。
そんな話をしながら足に触って気功をしました。原因もわかったので、
「さあ靴を履いてしっかり歩いてみよう」と歩かせると、
「あれ痛くない。さすっていれば治るの？」
「いや、ただ触っていたのではなく、気功をしていたんだよ」と答えると、
「うわー気功！　すごい！」と喜んでくれました。
気功をしながら、気功の治療例をあれこれ話すと、とても素直に、
「うわー、気功ってすごいんだ」と喜んでくれました。
「湿布か何かほしい？」と聞くと、
「治ってしまったから大丈夫」と言います。
これこそが私の目指している気功診療です。

㊱　重いテーブルが足の甲を直撃（69歳男性）

その方は左足を引きずって入って来ました。

重いテーブルが落ちてその角が左足の甲を直撃した。転げまわるほどに痛かった。足に靴が触れると痛いので、触れる靴の上を切ったと自慢しています。なるほど見ると靴の甲の部

分がほとんどなく、つま先と底だけが残っています。

レントゲン写真ができるまで足に手を当てていると、「うんっ？　何してるんだ……？　触っているところが痛くなくなってきた」と言います。

レントゲン写真を見ると骨に異常はありません。気功後、歩かせると普通に歩きました。「気功をしてたんです」と言うと、「まいったなー」と不審顔です。「靴を切らずにゆるめるだけにしておけばよかったのに」と言うと、「いや切ったから、ここまで歩いて来れたんだ」と負け惜しみを言っています。十分ほど気を送って、「はい、これで大丈夫」と宣告しました。

たしかにこれで靴を履いたのでは痛くて歩けなかったと思います。しかもこんなに簡単に治るとは思わなかったのでしょう。靴の片方をダメにしましたが、気功を初めて知ったのですから、安上がりというべきでしょう。

翌日、再来です。会社の人たちは当分休むと思っていたらしく、翌日会社に行ったら、みんなビックリしていた、本人も「自分でも驚いているんだ」。重いテーブルを足の甲に落としたので、一瞬足が砕けたと観念した。それが、普通に靴を履いて、普通に働いているんだから不思議だねえ……と。

今日も手を当てていると、だんだんと足が楽になってくるのがわかると言います。うれしいのでしょうか、上機嫌です。明るく愉快な人です。いつもと違う世界をちょっと覗き、「不思議なことがあったんだ……」という話のネタを、またみんなに大きな声で吹きまくっていることでしょう。

㊲ 左下腿（すね）の外側が痛くて力が入らない（27歳女性）

昨夜ヨガのインストラクターの方が来院。エアロビクスも頑張っているという前向きな方でした。左下腿（すね）の外側が痛くて力が入らない、片脚バランスでグラグラするという主訴です。疲れが溜まったための炎症だったので患部に気功をすると、改善が実感できました。さらに頸、背、腰をさすって気功をすると、身体が一変したと驚いていました。初めての経験だそうです。本当に軽くなったと納得した表情です。「何年間のヨガよりも、何分間かの気功のほうが効くでしょう」と言うと、同意してくれました。ヨガに気功をプラスするとすごいと思いますよ。

㊳ 駅のエスカレーターで転げて捻挫の若い女性

駅のエスカレーターで転げ落ち、足を捻挫して動けない女性を、駅員さんが当院まで車椅子に乗せて連れてきました。レントゲン室への往復も、まったく足が着けないので片足ケンケンで移動。できたレントゲン写真を見ると骨折はありません。足を診ると捻挫で痛々しい。三分ほど気功をしてから、「さあ靴をちゃんと履いて歩こう」と言うと、ほぼ普通に歩けます。「よかったですね。これなら大丈夫ですね」と言うと、念のため杖を貸してくださいというので、松葉杖を一本貸し、痛み止めの薬と湿布の処方箋を渡しました。

あとで隣の調剤薬局の薬剤師さんが言うには、駅員さんが車椅子で運んでくるのを見て、これは大変だと待っていたら、杖を持って普通に歩いてきたのでビックリしたとのこと。薬局に入ってきても、杖を端においたまま歩いていて、薬を渡して精算をすませたら、そのまま出て行ってしまいそうだったので、あわてて「杖、杖」と呼び止めて渡したと言います。薬剤師からは、「先生、またパワーアップしたのね」とお褒めのお言葉です。

翌朝一番で、彼女は「使わなかったので返しに来ました」と、杖を置いて帰りました。

十日ほどあと、その娘さんのお母さんが娘の薦めで来院。娘さんの様子を聞くと、あの夜からまったく普通です、翌日から会社に行きました、と。数週間後、彼女の友達が来院。様子を聞くと、「まったく普通ですよ、なんでもなかったようですよ」と言います。あれっきり治ってしまったようです。

《骨折・脱臼》

㊴「入院なんかしていたらクビになる。今ここで治して」と足首の脱臼骨折の女性

夕方、女性が片足ケンケンをしながら来院しました。左足首がグニャッと曲がり、左足が下腿（すね）の横っちょについています。急いでレントゲンを撮ると、足関節両踝脱臼骨折。足首の両側の踝《くるぶし》が骨折し、靭帯で連結している足もろともに下腿の下端からズレて外れている大ケガです。

「これでは入院手術が必要ですから、紹介状を書きます」と言うと、

「ダメ。ここで治して。働かなくちゃいけないんだから」と威張っています。

「無理ですよ、入院しなきゃ」と言うと、

「入院なんぞしてられないの。私は一人暮らしで働いているんだから。入院すると会社はたちまちほかの人を雇って私はクビになる。私の歳で仕事を探しても絶対にない。だから私は働くんだから、今ここで治して」

と命令する始末です。

それならわかりましたと、両手でつかんでグイと整復しました。麻酔なしですが、全然痛そうな顔もしません。感触は一発で完璧整復です。プラスティックギプスを手早く巻いて、乾くまで保持しました。確認のレントゲン写真もオーケーです。気合が入っていたので気は出っぱなしでした。こんなときは気合が入って自動的に強力なフル気功の状態です。松葉杖二本を貸して、「これで働いていいです」と帰しました。

それからまったく音沙汰がありません。一か月経ってもありません。普通は「腫れて、むくんできた、内出血の青いあざが出てきた、じっとしていても疼く。どうしたらよいでしょうか、大丈夫でしょうか」などと電話が来たり、代理の人がやって来るとかいろいろあるものですが、まったく音沙汰がありません。

てっきりどこかの病院に入院して手術して寝ていると思っていました。ところが三十三日目に、本人が杖も持たずに歩いてやって来ました。右足には靴を履き、左はギプスです。診察室の椅子に座ると、ギプスの足を突き出して、

「取ってよ、もう治ったから取ってよ。邪魔だから」と相変わらず威張っています。

「今までどうしていたんですか」と聞くと、

「働いていたわよ。働いているうちに治ってしまった」と言います。

治ると、普段どおり両足に靴を履きたくなった、でも自分ではギプスが外せないので、面

倒くさいけど仕方なく来た……そんな話でした。

それなら本当に治っているだろうと、ギプスを外してレントゲンを撮ると、上等です。「いいですね」と言うと、ビニール袋に入れて持ってきた片一方の靴を履いて帰ろうとするので、あわてて引き止め、

「良くなったというのは、治ったのとは違います。お互い安心できるように、完全に治ったのを確認したい。本当は一か月で治るなんて絶対にあり得ないですから、確実にいきたい。三週間後にもう一度来てレントゲンを撮りましょう」

と説得しました。

三日後、代理の人が杖を返しに来ました。三週間後、本人が来たときはレントゲン結果もよく、動きも完璧です。これ以上何も言うことはありません。

三度の来院だけで職を守って働き続け、リハビリもなく、後遺症もなく、完璧でした。通常こんなことはあり得ません。すごいのは本人の気力です。やはり女性です。男は頭で考えてしまい、こんな無茶はできません。ズレていてはまずい、治りが悪いのでは、後遺症が残るんでは……などと理屈で考え、自分は賢く正しいと勘違いして、理屈に負けて理屈に甘えて医学に服従します。女性は強いです。実質三十三日での完治です。

㊵「全然ちがう、普通に歩ける」（足関節外踝骨折の60歳女性）

夜、電話がありました。今日の昼に滑って転び、近くの整形外科で足首の骨折と言われ、固定されました。絶対に足を着いてはダメ、骨がズレると手術になる。治るには半年かかると言われたそうです。両手に松葉杖で歩いて、肩も頸も背中もパンパン。家ではケンケン状態で、たちまち参ってしまって、前回の好結果（半年前に当院で腰痛が一回で完治した）を期待して電話したとのこと。

「そちらではどのように治してくれますか」と聞くので、「固定も何もしないで、普通に靴を履いて普通に会社に行くことが多いです。足に触るだけでほとんど歩けるようになります」と答えました。

翌朝、ご主人が付き添って来院しました。電車は無理なのでタクシーで来たが、一万円以上かかったといいます。

前医の治療計画では、全七週間の固定が必要と言われたそうです。

最初に骨折がズレないように簡易固定一週間。足を絶対着けないために松葉杖を使用。毎日通院して電気。腫れが引いてからギプス二週間、巻き替えてさらに二週間。ギプスを半切りシャーレ（ギプスを最中の皮のように二枚にして挟んで固定し、取り外し可能にする）にして二週間。

その後、関節可動域と筋力の回復のためのリハビリを毎日続ける。全治まで半年。当院では、副木固定を除去して、触って気功をしました。帰りは、靴を履いて杖なしで普通に歩けました。通院の必要なし。このままで自然治癒する見込み。リハビリなし。後遺症なし。前医と比べて、こんなに違います。

受診後十四日目の姪の結婚式に、ドレスアップしてフォーマルな靴をはいて披露宴の会場のテーブルをお酒を注いで回ったと聞きました。治りたい気持ち、治る必要性の大小が結果となって出ます。

㊶ コーレス骨折の60代の女性

右橈骨骨折（コーレス骨折。手首が手背側に折れる骨折。手掌側に折れるのをスミス骨折と呼ぶ）をギプスで固定した女性が来院。

弟（ご自分の気に気づいた超素質の方です。⑭の人）に薦められて来ました、あんなに腰が悪かった弟が一回で治って元気に飛びまわっている、あの弟が薦めるので町田からわざわざ出てきました。踏み台から落ちて受傷し近所の整形外科を受診したところ、ギプス固定された。大学の教員をしているのでこれでは講義ができない、弟に相談したら当院を薦められたとのことです。

レントゲンを撮ってみると、転位（ズレ）はそれほどひどくありません。説明してからカッターでギプスを外して気功をすると、「あっ何か感じる……」と声を上げました。気の流れを感じるというのです。〝超素質〟の弟さんと同じです。しばらく気の話をしながら気功を続けました。

手を使ってもらうと、ほとんど普通にできそうです。見ると、少し涙ぐんでいます。仕事があるので本当に困っていたそうです。はい、これなら固定なしでオーケー。力仕事とタオルや雑巾を絞る以外のことは大丈夫ですよ、と説明しました。全身の変化にも驚いています。「これが私？」というほど楽に、軽くなったようです。

前医では「ギプス固定がトータル五週間、その後のリハビリが三週間の予定」だったのが、「もうほとんど普通に生活できます、仕事もできます」となったので、「ヤッター」と喜んでいました。痛んでいる人が良くなると、こちらもうれしくなります。八日後の再診でレントゲン写真は良好です。仕事はしているし、日常生活もほぼ普通にしているそうです。この二回の受診、足かけ九日で手首の骨折を卒業しました。以後の来院はありません。

後日いただいたメールです。ご本人の承諾を得て紹介させていただきます。

八月十六日にはじめて小坂先生のところへ行きました。

その一週間前の八月九日に換気扇の掃除をしていて踏み台から落ちて右手首を傷めてしまいました。近所の整形外科で骨折しているとのことでがっちりギプスで固定され、そのまま三週間かかり、そのあと、半ギプスになって二週間とか……。正直、途方にくれました。仕事もあるし、家では八十五歳の父と同居で面倒をみていたからです。弟から小坂先生のことを聞き、わらをもつかむ気持ちで来ました。人間は本来自分で治癒力を持っているというのは実感として感じていたので、ここならなんとかなるかと思ったのです。

その場でギプスを外してもらって、日常生活をしていいですよと言われたときは、きょとんとした気持ちでした。え？　いいの？　次に、指が動く、手のひらが動く……これは感激でした。もっともその後、家に帰ってから、ぐったりしてしまって、なんというか、身体が調子が悪いなりに安定していたのにそれを組み替えてる……そんな感じでした。あくる日はすっきりしていました。

あれから三週間、回復具合は八割くらいだと思います。多少できないこともありますが、ほぼ日常生活は無理なく送れています。仕事も普通にできます。

小坂先生のところへ来なければ、今はまだ半ギプスだったと思うとぞっとします。ありがとうございました。

お二人は気を感じ取る姉弟です。せっかく素質があるのですから、人を治してあげられるように練習してください。身内の方や知り合いの人に触ってみると、早いでしょう。気功は個人差が大きいのですが、オプションではありません。全人類に標準装備されています。

㊷ 橈骨末梢側亀裂骨折の36歳男性

スノボーで転んで手をつき、痛くて動かせないホテルマンの患者さん。レントゲンを撮って現像ができるまで、内出血して腫れている手首を持って気功をしました。できてきたフィルムを見ると、橈骨《とうこつ》末梢側亀裂骨折（手首の骨にヒビが入った）でした。握手をしてみると来院時とは違って力が入ります。もう少し気功をしてみると、八割ほどの力になりました。これならほとんど普通に動かせるとニコニコ顔です。

これならギプスも副木も不要です。気功は痛み止めではなく、ズバリ端的に治します。骨折がかなりくっついたのです。治癒力が一万倍に上がると治癒過程（時間）が一万分の一に短縮されます。このままホテル勤務で電話でもメールでも、普通にデスクワークができます。骨折してうれしそうに帰ってくれる人を見送るのは、私もうれしいです。

㊸ 中足骨斜骨折の27歳の女性

かわいい女性です。前々日に段差を踏み外して左足、第5（小指）中足骨（足の中央部）斜骨折。はっきりバキッと折れていました。よその医院で骨折と言われ、薬をもらってなんとか歩いている、階段は手すりに掴まって一段ずつ歩いているといいます。

あらためて撮ったレントゲン写真を見せながら、ここが折れているんですよと指で示すと、痛い痛い痛いとポロポロ十粒以上の涙があふれ出ました。これまで本当に痛くてつらかったようです。

「立派な骨折ですね。しっかりと折れています。これだと誰が見ても一発でわかりますね」などと話しながら、足を持って三分ほど気功をしました。「さあ、ちゃんと靴を履いて歩こう」と言って歩かせると、普通に歩きました。「ああえらいね、歩けるね。仕事は大丈夫？」と聞くと、できますと言います。美容室で一日中立って働いているというので、「頑張ってね」と言いました。通勤が大変なので一応杖を貸してくださいと言うのでステッキを貸して、湿布と薬を処方しました。

九日後に再来したので、「どう元気？」と聞くと、まったく大丈夫でした。

「普通にお仕事しています」と言います。レントゲン結果もいいよと説明すると、「ハイヒールを履いていいですか?」と言います。これには私も驚きました。しかし今履いている靴もかわいいから、「これでもいいんじゃない」と言って、ダメとは言いませんでした。本人がハイヒールというのは、もう大丈夫だという確かな感じを持っているのでしょうから、問題ありません。

十日後、「杖を置きに来ました」と入って来ました。「どう元気?」と聞くと、「もう全然オッケーです」と元気です。レントゲン結果もよいので、「大丈夫だね。お店の人はどう?」と聞くと、「私、初日に店長さんに足を骨折しましたと言ったんですが聞いてくれません。冗談だろ、ふざけんなという感じで。だから一回しか言ってません」

「かわいい靴を履いてニコニコ働きながら骨が折れていると言ったって、そりゃダメでしょう。このレントゲン写真を見れば誰でもわかるから、お店の人に見せてあげなさい」と、記念にレントゲン写真を一枚あげました。「もう痛くないので来なくてもいいですか」と言うので、「痛くないなら来なくていいよ」と答えたら、それっきり来ません。

結局、痛い痛いとポロポロ泣いた日から九日後に、ハイヒールを履いていいですか、さらに十日後に痛くないからもう来なくてもいいですか、という修復過程でした。この三回の通院で治ってしまいました。正規の整形外科の治療なら、三~四週間ギプスを巻いて両松葉杖です。足のケガは特別に痛いので、こんな話は誰も信用しないでしょう。

㊹「小さな子どもがいるので入院できません」スキーで骨折した39歳女性

スキー場で転んで骨折した女性。上腕骨骨幹部横骨折プラス肩関節脱臼です。現地でギプスをしてもらい、帰京して紹介状を持って病院へ行くと、入院して手術しなければいけませんと言われ、二月二日当院へ来ました。脇の下から手までしっかりとギプスを巻いて三角巾で吊っています、教科書的に完璧に正しい処置です。

本人は「このままでは痛いし、何もできないし、小さな子どもが二人いるので入院は絶対できない。手術も恐いので、なんとかなりませんか」とご主人と一緒に来ました。病院を三軒まわったが、三軒とも手術をしなければいけないと言われたそうです。

その気持ちは一〇〇パーセントわかります。ご主人はあの朱さんを車で送迎してくれた友人なので、お互いに充分な信頼関係があり、わかりましたと引き受けました。

まずギプスを全部外して、代わりに上腕中央部、骨折部に巾一〇センチのプラスティックギプスを三重ほど腕輪のように巻きました。これは軽いし、肩も肘も手も普通に自由に使えます。腕章型なので腕を抜いて外せるのでお風呂にも入れます。最小限の固定の意味と本人と家族の安心感のためです。何もなしではさすがに不安です、お互いに。

三分ほど気功をして、「これでご飯を作っても何をしてもいいから、お風呂に入るときはこの腕輪は外して入ってね。一週間後に来てください」と帰しました。三角巾もなしです。六日後に再来しました。痛みもなく、ご飯もちゃんと作っているそうです。レントゲンを撮ってみると経過は非常にいいので、「このままで大丈夫だから、今度は二週間後に来てください」と帰しました。

二週間後、経過良好。さらに三月八日も良好。さらにその二週間後（初診日から三十四日後）には、腕輪ギプスをつけていません。邪魔だから勝手に捨てたと言います。本人は「もう治りました」と自信たっぷりです。

レントゲンを見ると本当に一〇〇パーセント治っています。念のために来てもらった三週間後のレントゲンは、一二〇パーセント骨癒合していました。ほぼ一か月で治ってしまったことになります。五回来院しただけで、普通に家事をしているうちに完璧に治ってしまったのです。

リハビリなし、後遺症なしで完全治癒。しかも一か月強の短期間です。四人の家庭にとってベストの結果です。経過を書いている私もあらためてうれしくなります。ありがとう。

㊺「椅子に絶対座れません」と仙骨下端部骨折の20代後半の女性

三、四年前のことですが、二十代後半の女性が初診しました。

診察室に入ってきても椅子に腰かけません。
「絶対に座れません」とつらそうです。どこですかと尋ねても、触らせてくれません。転んで強打したそうです。尻餅をついて尾骨あたりを強打すると、強烈に痛みます。動作もままなりません。薬だけではつらいものです。これに気功は相当効きます。

骨折間違いなしの様子なのでレントゲン写真を撮ろうとすると、痛くてレントゲンテーブルで撮影体位がとれません。撮れるようになるまでが大変でした。

できたフィルムを見ると、尾骨の上の仙骨の下端で立派な骨折です。

これでは寝るも、起きるも、座るにも、痛すぎて生活するのが大変です。治しますからちょっと我慢してと言いながら、骨折部に指先を当て、何分間か気功をしました。そのあと動いてもらうと、かなり良くなっています。本人も驚いています。もう少し治そうと言って再度気功をしました。動いてもらうと、一段といいようです。本人も喜んでいます。

これを何度か繰り返し、最後は、座っても立っても痛くない、お辞儀も、反るのも痛くない、ソファーに寝転んで起き上がるのも痛くない状態になりました。

本人はすっかり喜んでいます。あまりの痛さに、一刻も早く治りたかったのでしょう。その気持ちが治したのだと思います。この結果は私にとっても、喜び以上に驚きです。

《神経麻痺　不全麻痺》

㊻　神経不全麻痺が回復した寿司職人（40代）

二日前の朝から右手が痺れて動かないという男性。受付でかろうじて自分の電話番号を書いていました。診ると典型的な橈骨神経麻痺（別名ハネムーン・パルシー）ですが、幸いにも、軽い不全麻痺です。

寝ている間に、たまたま運悪く神経を圧迫したために起きてしまったようです。「軽いので一か月から三か月くらいで治りますよ」と話しながら、上腕に触って気功をしました。「手を動かしてみてください」と言って動かしてもらうと、「あっ、動く」と喜びの声をあげました。先ほどの動きとはまったく違い、力強さがあります。寿司職人の方なので本当にうれしそうです。驚きよりも喜びで顔が崩れます。

しかも数週間の治癒過程が、この数分間で達成された計算になります。治癒の時間がおよそ千分の一になった計算です。

このところ、腓骨麻痺（足首で足を反らせられない、足がブラブラになる）、橈骨神経麻痺（手が幽霊のように垂れ下がる）などの末梢神経麻痺（脳脊髄から先の手足などへ延びる神経の麻痺）の三人がたて続けに来院されました。いずれも目の前で著明な回復を確認できました。喜ばしいことです。触っただけで神経麻痺が即座に回復する気功の力にあらためて驚いています。今でもやはり不思議です。

これらの神経麻痺の患者さんの行動には大きな特徴があります。ほとんど皆勤のように通院されます。麻痺はかなり非日常的な症状ですから、手足が動かないことに気づいたときは相当な衝撃があるようです。一生麻痺したままになるのでは……という強い恐怖を持つようで、ほとんどの方が、「早く治る方法はありませんか」と異口同音《いくどうおん》に尋ねます。低周波治療をすると少しは改善促進しますとお答えすると、多くの方がほとんど毎日のように低周波治療に通院します。この傾向は私が研修医だったころから変わっていません。

神経が麻痺して、手首や足首の先が自分では動かせずブラブラになっているのは相当なショックです。たとえ医者が三か月で治る予定ですと言っても、一生このまま麻痺しているのではという不安が強く残ります。だから不安を打ち消すために毎日治療に通うようです。

それが気功ができるようになってから一変しました。

神経麻痺の方に数分間触りながら、「通常は三か月で治ります」と説明して、「はい、動かしてみて」と促して手足を動かしてもらうと、動かなかった部分がかなり動くようになります。そうすると、なんだ、大したこともないやとヘンな自信を持って、ビックリして損したという感じになることが多いのです。それっきり来院されないことがほとんどです。

気功の特徴は、スイッチを入れることです。いったんスイッチが入ると、効果が出つづけるので、クリニックを出るときには毎日通院しようと決心していても翌朝起きてみると一段と良くなっています。そこで少し様子を見ようとか、このままでも治りそうだとなるようです。そうしているうちに治っています。ほとんどの方が毎日通院する神経麻痺が、逆に初診一回で終わってしまう別の意味の神経麻痺（恐怖感の麻痺）になってしまいました。これが当院の神経不全麻痺の非常に特徴的な現象です。気功にはそういうパワーがあります。

㊼「ペタンペタンとしか歩けない」腓骨神経の不全麻痺の男性（59歳）

腰椎椎間板ヘルニアの重症の方です。

ただ痛いだけでなく麻痺が出てしまったのです。麻痺が出てしまえば、普通は手術です。腓骨神経（足を上げる神経）の不全麻痺が出ていて、つま先が垂れ下がったままで上げられない下垂足のため、ペンギンのようにペタンペタンとしか歩けなくて困っていると言います。見るからに大変そうです。

数分間気功をすると、力が入り、つま先が垂れたままではなく、引きずらずに普通に歩けます。歩きやすくなったと喜んでくれました。しかし、走るとバタンバタンとなってしまいます。これは初日としては仕方ないでしょう。まだ前脛骨筋（つま先をあげる筋肉）にしっかりと力が入りません。歩きやすくなったので、とりあえずは上出来というべきです。通常はこうなるのに一か月はかかります。歩き方はやがて普通になり、麻痺は治ってしまって、そのあと腰痛のために通院なさっていました。

《その他》

㊽ 二十五年前の放射線火傷痕の回復に「御申鈫」（73歳女性）

腰痛から下肢痛の女性。とくに右膝以下は感覚がほとんどありませんので、スリッパは履いていても脱げてもわからないという脊柱管狭窄症でした。痛みは硬膜外注射数回でかなり改善し、あとは右足の改善を目指して治療を続けました。

鍼灸のツボを探す道具として以前購入していた御申鈫《ごしんじょう》という金の棒（P35参照）による治療効果が大きかったので、これでこする治療を続けました。開発者の貴田晞照《きだきしょう》先生の説では、邪気を取り、ついでに正気も入る治療具です。本当に邪気が取れます。これでこすると、こすられた人はひじょうに痛く、この点が患者さんには評判が悪いこと、それに最近では私の手のほうがよく治るので、現在は昔からの患者さん五~六人にしか使っていません。

この方は、二十五年ほど前に、子宮癌を放射線療法だけで治療したといいます。その後遺症で、仙骨部に三角形の放射線火傷の痕があり、そのあたりの皮膚が厚さ一ミリほどのこげ茶色の薄皮になっていました。仙骨に直接焦げたサランラップを貼り付けた感じで、皮下組織ゼロで、こすると剝《む》けて骨が出る感じです。痛くて仰向けには眠れないといいます。放射線障害はＤＮＡがダメージを受けます。数十年経ってこの状態で、しかも高齢です。腰をこするついでに仙骨部をこすっていましたが、長年の焼け焦げ痕が気がつくとすっかり改善していいます。まさかこんな改善をするとは夢にも思ってもいませんでした。厚さ一センチのたっぷり皮下組織のある正常以上の健康な皮膚になっていました。これは奇跡です。今でも信じられないほどで、あり得ないことです。

ちょうど二年経ったときに治癒状態の記念写真を撮りましたが、残念なことに最初の焼け焦げ状態の写真は、治るなんて思わなかったので撮ってありません。撮っていれば、可能性ゼロと思われるものでもゼロではない、可能性があるという証明写真となっていたはずなのに残念なことをしました。

足の無感覚もかなり改善し、履物の感じもわかるようになりました。今回は道具を使いながら気功をしたともいえます。私は治療のときは気功状態に入ってしまうようなので、とくに気功を意識しませんが、自然とその状態に入ったのでしょう。

㊾「救われた気持ちです」とうつに苦しんでいた69歳男性

紹介で来院した男性。二年前に法輪功（中国の気功集団）に八回ほど参加して以来、なにか虚しい感じになった。幽霊が入ったような、頭が痛くて針金で縛られたような、電車に飛び込み自殺したくなるような、夜になるととても落ち込んで二十四時過ぎに目覚めるともう眠れない、とことん落ち込んで最低……そんな感じだと言います。することがないので一年が十年にも感じる。とにかく、うつな感じですが即自殺という感じでもないので、とくに心配せず気功をしました。

二日後、再診のときには「救われた気持ちです」と言い、好転しているようです。初診から十二日後、六回目の受診日に、「来るたびによくなった。呼吸がうまくできるようになった」と言います。見た目も初診時とは全然違い、普通以上に元気になっています。大丈夫でしょう。

彼は五十歳近いときに一輪車に乗れるようになり、道路の真ん中で小学五年生の女の子を肩車して乗っている写真を見せてくれました。中国雑技団並のすごさです。その昔、長くイタリアで暮らしていたそうです。いろいろな健康法や気功などの経験が豊富で、本来、肉体的にも強健な人でした。

㊿　全身の痛みと不調で十八年間苦しんできた60歳女性

茨城県日立市からやってきた六十歳の女性。十八年前に頭痛、めまい、頸が動かないという症状から始まり、ほとんど全身の痛みと不調で苦しんできたそうです。若きプロゴルファーの石川遼君は「優勝できない二年は長かったです」と涙を浮かべて話していましたが、この女性はその十倍も長い。よく我慢したものです。

あちこちの医者で調べた結果、ＭＲＩは異常なし、病名はついていないというので、診察や検査で見つかるほどの器質的異常はないということです。それで話は充分です。気功はどこがどうとかに関係なく、その人の健康状態とエネルギーを最も理想的な状態にしてくれるのです。一般的に気はエネルギーと思われていますが、ただのエネルギーではありません。ただの力持ちではなく、賢いのです。遺伝子を操作してオンにしたりオフにしたりして身体をコントロールして、身体を変えるのです。気には、そういう情報も入っていると私は考えています。物質が粒子であり波動でもあるのと同じです。

早速、頸、背、腰をさすって気功治療をしました。ホームページを見て遠くから来てくれた方には責任を感じますので、期待以上の結果を目指します。

結果の確認のため、歩いてもらうと楽になっています。ご満足の様子です。歩き方が軽く、表情が明るくなってニコニコ顔です。私としても完治の感触です。これだけの結果を出せる治療はほかにはなかなかないと思います。四日後、「身体が楽になりまして、本当にうれしい思いでおります」というメールをいただきました。

あちこち回ったが治らない、治療法がないと言われた――そんな声をよく耳にします。でも気功があります。諦めないでください。

㊿ 左半身の痛み・痺れでイギリスからやってきた女性（52歳）

気功診療を希望する女性から電話がありました。二十年間、左半身の痛み、痺れで苦しんでいるとのお話で、希望日を聞くと直近の日曜日でした。

来院時にあらためてお話を聞くと、「ホームページを見て来たいと思っていて、とうとうチケットを買って来ました」と言います。「どこからですか」と聞くと「イギリスです」と言います。これには驚きました。イギリス在住の方がホームページを見て来てくださったとは、ホームページを作っている甲斐があります。

気功の結果は期待以上で、喜んでいただけました。完治したと思います。ご本人は完璧に満足の様子でアフターサービスで遠隔も送りますとお約束しましたが、それも不要な感じで、こちらの言うことを聞く気がありません。その後の来院もありません。まさかイギリスから日帰りということはないはずです。横浜に実家があるという話で、しかも二回目以降の気功は無料ですから、念のため、翌日か翌々日の来院があっていいと思いましたが、ありませんでした。完治で満足していただけたのだと思います。

ネットが人と人をつなぎ、気功が人を助けるという不思議なコラボでした。

㊷ 腰痛、うつ、パニックで六年間熟睡できなかった49歳女性

腰の痛みで六年間熟睡できないという女性が来院。今月からとくに悪化してほとんど歩けない。階段も登れない。痛みと体調不良でうつ状態になり、ときどきパニックにもなるといいます。六年間のこうした経過をＡ４の用紙一枚に書いてきてくれました。ここへはご自分がネットで探して、ご主人の付き添いで来たといいます。

早速頸、背中、腰に気功をすると、相当よくなりました。ご夫婦ともに納得し、満足の結果でした。

㊸ 線維筋痛症で苦しんでいた女性（55歳）

一週間ほど前に、「線維筋痛症は治りますか？」という問い合わせの電話がありました。繊維筋痛症というのは、全身に強い痛みが出る原因不明の疾患です。

「診たことはないので実績はありませんが、気功の原理からいうと治るはずです」とお答えしました。気功は治癒に必要な情報とエネルギーをもたらしてくれるので、改善、治癒に至るという根本原理からです。

電話のあとで来院。三年間苦しんでいた、二か月間入院したこともあるが治らない、仕事もできないので休職中とのことでした。背中に気を送りました。

四日後に再診。

「二日間は眠れましたが、昨夜は痛くて、少し眠りが悪かった。でも腰が立って、息が吸いやすい感じです」とのこと。

眠れたというのは改善の兆候です。姿勢がよくなって呼吸が楽になったというのは、身体が楽になったということです。いちばんほしい改善がこうして得られましたので、完治は近いと想定できます。今後が楽しみです。またお出でになって様子を聞かせてください。

結局十回の来院で症状はほぼ半減しました。

㊺ すごい！　私が経験した驚愕のヒーリング

ジャーナリストが、世界のトップの名医を訪ね歩いてインタビューした話を読みました。その結果、名医と呼ばれる人は全員がヒーラーでした。ヒーリング能力があればこそ、結果が抜きん出ていたというわけでした。半数の名医はそのことを知っていました。「はい、じつは私はヒーリングをしているんです。そうでなければ同じ薬、同じ手術で、私だけ治せるわけがないでしょう」と。

残り半数の人たちは気づいていませんでした。ジャーナリストに指摘されて初めて気づき、「そうだったんですか、それならわかります。なぜ私だけ治るのか、私も不思議だったんです。それで納得しました」という話でした。

鍼灸でも、整体でも、マッサージでも、指圧でも、カリスマ名人といわれた方々はヒーリング能力で治しているのだ――それが私の信じる推論です。

そうでなければ医者が薬、注射、手術を駆使してもできないことを徒手空拳でできるわけがありません。以前に読んだカイロプラクティックの創設者も、その二代目も、やはりヒーラーでした。

スーパースターにオーラがありカリスマ性があるのと同じで、そうでなければただのスターです。ヒーリング能力のない治療家はただの治療家です。

私が気功治療を受けて驚いた経験をご紹介します。

その方は、何年も前から本を読んだりネットで追いかけていた浦田紘司先生で、私が目標としている方です。浦田先生が身体治しでは日本一といわれるのも当然ですが、あまりにもすごすぎてなかなか人々に信じてもらえない、わかってもらえない状態が長年続いています。私は一度は治療を受けて実際に体験したいと思っていました。二〇一〇年二月に先生の出版記念講演会が神田であり、私は早速参加予約しました。私には二十代中ごろから持病として腰の椎間板ヘルニアがあり、好都合にも記念講演会の二週間前から、寝ていても早朝四時ごろに腰の激痛で目が覚めるようになっていました。

そのまま痛み続けて七時になり、起き上がるのが本当に大変でした。こんなのは久しぶりだなというほどひどかった。浦田先生の講演会はその九割以上が実演だとネットで見て知っていたので、これは好都合だ、実演のモデルになって治療を体験しようと勝手に決めていたのです。頼むよ、それまで治らずに痛みが続いてくれと願っていると、うまいことに、当日の朝までしっかりと痛みつづけてくれました。

改善の気配もまったくありません。当日の会場で「どこか悪い人は？」という場面に、即手をあげて応募し、ステージへ上がることができました。

「腰痛です」

と名乗りを上げ、その後いよいよ先生の気功です。

浦田先生は一メートル半ほど離れた所からこちらに両手を向け、およそ五秒ほど気を送ってくれました。直後、私は気持ちよくなったまま、意識が薄れて後ろへ倒れました。アシスタントの方が後ろで支えてくれたので無事でした。およそ一〜二分間後に起こされて気がつき、先生にお辞儀をして自分の席へ戻りました。それだけです。当日の夜寝るときは、明朝はどうなっているだろうと、それが楽しみでした。

朝六時五十分、目覚ましで目が覚めました。起き上がると、痛くない。二週間続いていたあの激痛はきれいに治っていたのです！　それっきり治っています。これでは、浦田先生に治してもらったと認識するのはむずかしいだろうとも一瞬考えました。なんの実感も伴わなかったからです。あるのは、その後痛くないという現実だけです。

これは衝撃的でした。

私はごく普通の整形外科医から気功の道を選択し、六年間毎日、気功を活用し、いつも気功のことを考えていました。その私でもピンとこないほどあっけなかったのです。だからこれでは治してもらった人もまずその実感は持てないでしょう。何ほどのことをするでもなしに、結果だけが残ったのです。これでは理解されないのは当然です。感謝もなかなかされないでしょう。一応ぺこりと頭を下げるくらいはするでしょうが、浦田先生に治していただいたという実感はまったくない。喜ばれるけど感謝されない。キリストが右手のしたことを左手に知らせるなと言ったのはこのことです。これがホンモノのヒーラーです。手術が上手で神の手と称賛されているただの名人とはものが違います。

㊺ 七年前の出来事（朱さんの近況）

「昨日がちょうど七年目です」

今朝、朱さんがそう言いました。たしかにもう七年になります。外見上は普通の健康人に見えますが、寝ていて左脚が痙攣するので眠れない、便秘が厳しくて五～六日ごとに便秘用の坐剤を使って排便している。朝起きるときは力が入らないので何かに摑まって立ち上がる。こんな訴えが残っていますが、なんといっても歩けるし排尿もできます（第二章参照）。脊髄梗塞で下半身が麻痺し、大学病院へ救急入院した朱さんです。七年前の昨日でした。そして奥さんに頼まれて、私が大学病院のＩＣＵへ行って診たのが七年前の今日でした。朱さんのこの脊髄麻痺が治ったことから、私の気功を追求する毎日が始まりました。朱さん、七年前のあなたが私のスタートを切らせたのです。

ありがとうございます。

㊻ 医者がまいた種は医者が刈り取る（足首痛、五十肩、膝痛、頸椎ヘルニア）

足首の痛い女性が来院。ただの疲れからの痛みだったので、気功で痛みが取れました。ところが付き添って来たお母さんが、大学病院で肩の手術を勧められているというのでついでに診てみると、肩の拘縮を伴うただの五十肩です。少し気功をすると、三分の二は改善しました。この程度のことで筋肉の硬結を切除する手術とは、いったい医者は何を考えているのでしょう。最近、こんな理解不能な手術の勧誘話をよく聞きます。

昨日は、小学一年生の女の子が両親に連れられて来院しました。子供の膝が痛いので病院へ行くと、ＭＲＩを撮り、外側の半月板が異常（円板状半月板）なので、早急に手術しなければいけないと言われて、フィルムを持って相談にやって来たのです。深刻に悩んでいました。診てみると疲れによる炎症です。半月板は関係ありません。年齢のわりにかなり大柄なので、元気に遊んでいるうちに膝に負担がかかって痛くなっただけです。そんな説明だけで、涙が出そうにホッとした様子でした。触っているうちに治りました。

今朝もそういう患者さんです。ＭＲＩで頸椎のヘルニアといわれ、右手が痺れるという四十二歳の男性です。持参したCD-Rを診ると、ヘルニアは少しありますが、年齢相応の老化といえます。診察して話をすると、パソコンで仕事をするときに肘をつく癖があり、尺骨《しゃっこつ》神経（ひじを机にぶつけるとビリっとするところ）が腫れて手が痺れています。
頸椎は関係ありません。頸と肘に触っただけでわかります。頸椎椎間板ヘルニアをネットで調べると、深刻な話ばかりが出てきます。だから心のダメージが深かったのでしょう。笑顔が出るまで説明し、納得してもらいました。

医者のまいた種は医者が刈り取る。医者がかけた呪縛は医者でないと解くのがむずかしいのです。右の三例ともに、数秒から数分診察すればわかるのに、MRI画像を見るだけで短絡し、誤った結論を出しています。MRI画像は一片の参考資料にすぎません。検査検査ではこの弊害が多くて、逆に誤診の率が高まっています。情けないというかヘンな話です。現場の医師から見てもヘンな時代になりました。

㊼ 心因性のパニック障害の若い女性

若い女性です。前回の受診では、受付しているときにも立っているのがとても苦しそうだったのが、診察室で気功をすると、みるみるうちに改善した方です。二度目はお互いに信頼と安心がありました。ひどくなりそうな予感があったので急いで来たといいます。

朝起きると、とにかく苦しい。理由はわからない、とにかく苦しい。苦しくてパニックになる。部屋の中でのたうちまわるというのです。救急車を呼んでも病状が一般的でないので、救急隊員も報告しにくくて手に余るらしい。本人もわかっていますが、心因性のパニック障害という診断が妥当なようです。これはやはりむずかしい症状です。

その点、気功は原因も病状も関係なく、生命力アップを第一義としているので、理想的状態へ浮上させることができます。だからすぐに治療に着手できます。まず第一に生命に危険があるかどうかだけをチェックしてから気功をします。そのあとは改善の経過を確認するだけです。ですから本当に助かります。今回もかなりスムーズにおさまりました。お互いにひと安心です。

㊳ 足がつって、指がつって、全身がつって……（55歳女性）

両下腿がつって、這うような感じで近所に住む患者さんが診察室へ入って来ました。話の最中でも「あー、足がつって、指がつって痛い痛い。靴を脱いでもいいですか」と言いながら靴を脱いで、両手で一生懸命揉んでいて、とにかく忙しい。「子どものころから全身がつるんです」と言います。近所の、とくに最近は毎日のように通って来てくれている人なのに、初めて聞く話です。二度、病院で検査を受けたことはあるが、原因はわからないそうです。ただ非常に珍しいと言われただけで、それ以来諦めて我慢しているということでした。顔以外は全身がつり、つると痛くて痛くて大変だそうです。

私の気功はまだこんな近所の常連さんにも認識されていないんだなと思いながら、五分ほど気功をしました。始めた途端に痛がらなくなって、過緊張状態が緩和してきました。このくらいでと思うところで切り上げて、歩いてもらうとまったく表情が違い、にこやかで楽そうです。「どうですか」と聞くと、「楽です。体が軽い。全然違います。どこも痛くない。すごく楽です。腰痛も坐骨神経痛もなくなっています」との返事です。

早く言ってくれれば最初から治してあげたのに、何年間もお互いにすれ違っていただけでした。これでは私の気功も、宝の持ち腐れです。ホームページで関東一円へアッピールしているつもりですが、近所の常連の患者さんですらこれです。わかってもらうのは、なかなか道遠しです。

㊾ 治っているのに気づかない人

患者さんと話をしながらまず患部に触ります。医者の手には触感が大事なのです。以前から感じていることですが、気功をして数分後、「動かしてみてください、どうですか」と聞くと、しばらく動かしながら「痛い……」「あれ、痛くないかな?」と、はっきりしない反応が多いのです。

「まだ痛いですか」と聞くと、「うーん、なんかよくなったような気がします」とはっきりしません。「いま動かして痛みがありますか」とダメ押し確認を求めると、最後に「今は痛くないです」と、やっと返事をくれます。こんな展開が少なくありません。

患者さんと話をするのが私の治療です。患部に触ったり患部に向かって手を当てたりしながら会話を続けます。それが私なりの方法です。ところが困ったことに、患者さんはそれでは治療を受けたとは思っていないのです。ですからさっきまで痛かったことが頭に残っていて、今の改善した状態(痛くない、楽になった)を認識できないでいます。治療前の記憶が混在していて、「なにか良くなったような気がします」などと、判然としない返事をすることが多いのです。一〇〇パーセント近く治っているときでも、最初はこのような返事が多いのです。

ケンケンでやって来た人に治療して、「さあ自信を持って、元気に歩いてみてください」と声をかけても、最初は恐る恐る足を着いて、こわごわの様子です。このあたりが気功治療のもどかしさです。もちろんなかには、最初からしっかりと足を着いて歩いて、「あっ、痛くない」と元気にはっきり声をあげる方もいらっしゃいます。

「さあ、これから気功をして治します」とか「さて、三分の一以下に痛みを減らします」などと宣言すると明確なのですが、お互いに構えずに自然な気持ちで展開したいので、黙って知らぬ間に気功をするというのが、今の私のやり方です。

私としては内心、『北斗の拳』（武論尊原作、原哲夫作画　集英社）の主人公、北斗神拳第六十四代伝承者ケンシロウのように「貴方はすでに治っている！」と大見得を切りたいところですが、あんな秘孔《ひこう》突《づ》きのパフォーマンスは恥ずかしくてできません（しかしケンシロウのような実力は持ちたい）。

⑹⓪ なかなか治せない三つの症状——五十肩の拘縮、疼痛性側弯症、腱鞘炎

整形外科医として、くやしい思いをしている三つの症状があります。

まず、五十肩の拘縮。整形外科的アプローチには早期な改善はありません。気功でも一回で解決することはほとんどなく、いまだに苦戦しています。でもようやくそれなりには治せるようになりました。

二つ目に、ぎっくり腰。腰が「く」の字に曲がって傾いて伸びない疼痛性側弯症《そくわん》。ほとんどの場合、なんとか普通のスピードで動けるようにはなりますが、普通に直立して動くためには、まっすぐにスッキリと腰を伸ばすには、気功だけではむずかしいことが多いのです。こ

ういう場合、私は気功に加え、硬膜外注射を併用します。これでほとんどの場合、かなりの確率でオーケーです。注射にはまず痛いという印象があります。同時に、強力な治療という刷り込まれたイメージがあります。それによる期待から、これで大丈夫という前向きな気持ちが働くのでしょう。「とにかく注射を」と迫る患者さんもいます。これは活用すべき要素です。気功は、注射の効果を何倍増にもしますので、併用は足し算ではなく掛け算です。

三つ目は肘、手首、手の腱鞘炎《けんしょうえん》。これがまた面倒なのです。

怪我でも病気でもなく、ただ使いすぎて腱が腫れて痛むだけなので、即、診断がつきます。使わないで休ませれば治るのはわかっていますが、手を使わないでください、使わないでいれば治りますと言って解決する問題ではありません。手を使わないというのは、実際には無理だからです。手を使わずには生活も仕事もできません。これは本当に不愉快な状況です。

今日は腱鞘炎の患者さんです。

三週間前に重症の左手首の腱鞘炎で来院した男性です。重症でしたが、触っているうちに相当改善し、「これはすごいですね」という感じでお帰りでした。

消炎鎮痛剤を一週間分処方しましたが、それっきりでした。ところが、今朝ひょっこりと再診されて、「あれ一回でほとんど治ってしまいました。気功はすごいですね」と言います。

なるべく手を使わないようにしていたが、いつの間にか、かばうことも忘れて、全然気にしていなかったと、うれしい報告です。腱鞘炎はそろそろ難治リストから外せそうです。

私のスタンスは、医者として診断してから基礎治療として気功をします。それで足りなければ注射や薬の追加を考えています。最後は治療家として総括します。サービスで気功を追加することもあります。

㊶　頸が痛い、しわがれて声が出ない女性歌手（33歳）

セミプロの女性歌手です。二か月前から右頸が痛く、声がしわがれて出ないそうです。耳鼻科医院でわからず、紹介されて行った大学病院でも、気管支鏡で声帯付近の炎症が軽く認められただけで、異常は見つからなかった。もらった薬を飲んでも治らない。

見つかるほどの異常はなかったという話なので、早速気功をしました。楽になったというので、さらにしっかりと気功をして歩いてもらいました。「うれしい、よかった」と、きれいな声です。上々のコンディションに喜んでいます。

一週間ホームページのブログを読んで、ここしかないと思って来たとのこと。心身の疲れが溜まって限界を超えてしまっただけですが、短時間でこのように変身できるのはやはり気功だけです。気功の不思議さは想像力以上のもので、初めての人にとっては本当に未知の体験です。

「事実は小説よりも奇なり」の世の中ですが、当院では「真実は期待よりも華なり」といった診療の日々です。またお出でください、最高のコンディションづくりに協力させていただきます。二か月半後、歩きすぎて両膝が痛いと再来院。頸のほうはとお聞きすると、「あ、あれは、それっきり治ってしまったわ」

とケロリとしています。

㊷ 自分で気功ができるようになった男性（頸のこり）

時折来ていた男性が久しぶりに現われました。頸がこっているというので気功をすると、じつに反応がいい。「ああ、前と同じだ……」と気持ちよさそうです。「じつは気功ができるようになったので、そのお礼を言いに来たんです。きっかけは先生ですから」と。

「気功は本当に喜ばれ、感謝されますね。本当に気功はいいですね。ぼくが手で触ると、膝が痛くて歩けなかったおばあちゃんが歩けるようになるんですから、やはり手から気が出ているんでしょうね」

とうれしそうに言います。

いろいろと話を聞いていると、どう考えても私よりシンプルな彼のほうが上手のようです。

彼のほうが治せそうです。私はまだそこまではなかなかできません。その上、これからますます上手になりそうな気配です。やはり素質があるのだと思います。これから本当に人助けができます。

⑥③ ダンサー生命の危機におびえていた外人男性

以前、踵骨《しょうこつ》（かかとの骨）の骨折で来たことのある外人のダンサーが来院しました。右腕だけが異常に太く、皮下出血痕も広範にあり、倍以上に腫れてむくんでいます。一見して右肘の骨折が疑われるので、レントゲンを四方向で撮りましたが、骨折はなく入院手術の必要はないと説明しました。問題は、肘が痛くて動かせないことです。会話しながら肘に気功をしました。

一週間前、カポエラ（ブラジルの黒人奴隷から始まった格闘技、逆立ちして足で蹴るのが特徴）の演技中に、右腕一本で立ちながら脚を回して蹴りをしたときに、腕がグキっといったそうです。それから痛くて動かせない。右腕を使わないでなんとか踊ってきたがもう限界を感じた。病院でダンスができなくなると言われるのが心配で、恐くて受診できなかったようです。

気を送るとかなりいい感じになったので、肘を動かしてもらうと、少し痛いけど動くとうれしそうです。もう少し気功を続けました。さらにもう一度動かしてもらうと、ほぼフルレンジで動きます。

本人は喜ぶより驚いて、

「どうして？　なんで?、なにをしたの？」と聞くので、

「キューバにもマジシャンとかいるでしょう」と答えると、

「いるいる、たくさんいる」

「私もそれと同じ」と言うと、身体全体で喜び、両手でしがみついて握手を求めてきました。抱きつかんばかりでした。ミニ〝ボブサップ〟が喜びで輝いています。思いがけない反応に、こちらが驚きました。こんな歓喜に直面したことはありません。カリブ海の熱い血です。全身で喜びを爆発させて表現します。長く暮らしてはいても、彼には日本はやはりどこか異国だったのでしょう、その日本にもマジシャンがいた。その瞬間、彼にとって日本は母国と同じになったようです。

肘が治ったことはすっかり忘れてしまっています。そういえば以前の踵の骨折のときも治りがよかったのです。ダンスをしてもまったく問題はなかったと。

「言わなかったけれど、あのときも気功をしたんですよ」と言うと、よし、これでダンスを続けられると確信したようで、うれしそうに帰っていきました。それっきり再診はありません。ダンサー生命がかかっていた大怪我は一回の治療で終わりました。

㉔「わたしって賢い……！」ネットを見てやってきた女性

治療をしていると、初診の患者さんがニコっとされることがままあります。話をしていると「ネットで見て来た」とおっしゃいます。ネットを見てここを選んで来て、ドンピシャ当たった、よくなった。「わたしって賢い、正解だった」

それがニコッという微笑みの真意のようです。お釈迦さんが花をひねって大衆に見せたときに、摩訶迦葉《まかかしょう》という弟子がにっこりしたという拈華微笑《ねんげみしょう》の微笑みより私にはうれしい。

㉕三叉神経痛で痛む44歳女性

顔の左半分が痛いという女性が来院。軽い三叉神経痛と診断して、四分間ほど顔から頭、頸に気功をすると、本当に気持ちよさそうでした。「どうですか」と聞いて、痛みを惹起するように目を閉じてもらうと、「少し痛みがあるだけ」という返事です。「残りは一割？」と聞くと、少し考えてから「もっと少ない」との答え。「残り五パーセント？」と聞くと、そのくらいだとの返事です。つまり痛みは二十分の一になったようです。

そういえば一年ほど前のこと。二十分の一という数字は、足の痛かった小学五年生の男の子に気功のあとに歩いてもらい、「痛みは三分の一、四分の一、五分の一のどのへん？」と聞いたときに、彼はちょっと考えてから、「二十分の一」と答えました。

大人でも半分くらいかなといった程度の返事をすることが多いのに、この小五の子どもの思いもかけない精度の高い、賢い返事には驚きました。すでに「違いのわかる大人」です。

私も常時二十分の一の結果が出せるように励みます。

⑯「何、これ？　何をしたの？」激烈な手首の炎症――（41歳男性）

朝一番でエクザイルのATSUSHIふうの男性が来院。手首が砕けてもこれほど痛くないだろうというほどの強烈な手首の痛みだそうです。レントゲンを撮るにも痛がって大変でした。現像を待ちながら気功をしていました。

「（手首を）固定してください」と言うのをなだめながら、できてきたレントゲン写真を見ると、骨折はありません。大丈夫だからと名前を書いてもらうと一応書けました。かなりよい感じなので、さらに気功をしてから動かしてもらうと、動かせます。

「これなら大丈夫だね」と手首に弾力包帯を巻いてあげました。北斗神拳のケンシロウのリストバンドです。これで動かしてもらうと、社会復帰オーケーの感じです。この想定外の展開には心底驚いたようで、「何、これ？　どうして？　なにをしたの？」と聞きます。

悲痛な状況だったのは本人がいちばんよく知っていますから、それが何分かでおさまり、仕事もできるというのではびっくり仰天です。

「信じられない！　ありえない！」

「これが気功です」と言うと、

「すごい、先生すごい……！」

と感激して叫んでいました。私もそう思います。

ケンシロウの秘孔突きと出会ってしまった彼には、あの決め台詞が聞こえました。「貴様はすでに治っている！」。この場合も、治った喜びよりも驚きのほうが数倍大きかった。これが理想の治り方です、痛い思いをしたのも、この驚きと出会うための招待状だったのです。

翌日の夕方に再来。携帯で写真を撮らせてほしいのだそうです。昨日の悲惨な状況を見て知っている同僚たちが、彼が普通に働いているのにびっくり仰天して、その医者を撮ってきて見せろと盛り上がったので、仕事から抜けてわざわざ来たのだとか。池袋のヘンな医者として話の種になり、酒の肴になるのです。このようなことは何度かあります。

㊼「今度はいつ来たらいいですか？」腱鞘炎＋手根管症候群の若いお母さん（23歳）

若いお母さんが手首の痛みと手の痺れを訴えて来院。

出産後二か月。典型的な腱鞘炎と手根管《しゅこんかん》症候群（手の使いすぎで、手首の中の神経が疲れのために腫れ、指に痺れが出る）です。お産をしたあと、多くのお母さんに起きやすい症状です（必発に近いです）。育児疲れに加え、妊娠と出産による身体の変化のためです。

ほとんどのお母さんが経験するものなので心配いりません、なるべく身体を休ませるようにしてくださいと説明しながら、気功をしました。どうですかと聞くとだいぶいいですとの返事です。三分の一ぐらいになったと思います。私は初診時、症状を三分の一以下にするように心がけています。実際にほとんどそうなります。

「今度はいつ来たらいいですか」と聞くので、「来れるときには来てください。その都度よくなりますから」と答えました。

しかし、この程度の人はほとんど来ません。心配な病気でないことがわかった、翌日はもっとよくなっているので、しばらく様子を見てみようかしらとか思っているうちにますますよくなっているので、また来ようとはなかなか思わないのです。でも次に来てくれたときは、さらにしっかり治してあげます。お元気で。

やはりその後の受診はありませんでした。必要なら触って治す当院へ来てくれるはずだと思うので、やはりよくなってしまったのでしょう。

⑱ 痛風発作に匹敵する足の激痛（40歳男性）

ケンケンに近い感じで歩いてきた患者さん。

左足の甲（足背）が著明に腫れ上がっていて、触るとひどく痛がります。典型的、激烈な痛風発作の様相です。レントゲンには異常はなかったので、足に触って気を送りながら仕事の話や「ＮＴＴのタウンページの広告料は高いね」とか、しばし雑談です。昨日引っ越しをしたばかり、尿酸値は高くないなどと本人の口もほころびます。レントゲンは正常なので、足に負担をかけすぎたための急性炎症しか可能性はありません。これほどの激痛は一般的ではありませんが、そもそも足は痛みが強い場所なのです。生存に直結する重要な部位ほど痛みは強いのです。哺乳類では草食獣は逃げきれなくなったとき、肉食獣では捕食できなくなったときには死が待っています。人間も四つ足の系統なので、ここに痛みを強く感じるのだと思います。

でも能書きは不要です。痛いなら治すだけです。オーソドックスにいくと、炎症を抑えるにはステロイドと局所麻酔剤の局所注射ですが、気功のほうがより原因療法なので、こちらのほうがベターです。

靴を履いて歩いてもらうと、普通に近く歩けました。まだ痛みはあるが大丈夫、歩けるというレベルでした。触って話をしていただけで出た結果なので、本人は驚いていました。私も同じくらい不思議です、本当に大丈夫ですかと聞きたいほどです。自信がないからではなく、こんな激痛が痛くなくなるのは不思議だからです。ひと息ついた男性は「口コミで広げてあげます」とおっしゃいます。よろしくお願いします。気功はまだ市民権を得ていませんから。

⑲ 一週間ほとんど食べていなかった93歳女性

終業まぎわに、母親をマネキンを抱えるような感じで抱えた娘さんが入って来ました。最近元気がなくて、ここ一週間はほとんど何も食べていないと言います。九十三歳。この年にしては相当な長身なのに体重は二九キロ。お風呂に入れてもそのまま水平に浮いているので、温めるためには脚のほうを押して沈めないといけないと娘さんは言います。全身がパサパサの乾燥状態で、骨と皮そのものです。その骨も骨粗鬆症《こつそしょうしょう》で、軽石《かるいし》状態だと思います。

ここには入院施設もないし、点滴するにも血管は全然出ないし、やはり気功だと思い、五分ほど気功をしました。二月の寒い季節だったので、なるべく温かくしていてくださいと指導して帰しました。

翌々日の朝、二人で診察室へ入ってきて娘さんが話すには、

「昨日は診察が混んでいたのでご報告できませんでしたが、おばあちゃんが生き返ったんですよ。おとといの夜、家に帰ってから、たくさん食べたんです。昨日の朝なんかはイチゴ、バナナ、ヨーグルト、パンと四種類も食べて、自分から先生のところへ行こうと言い出して、自分で歩いて来たんです。おばあちゃんが生き返ったんです。奇跡です」

と、かなり興奮して話してくれました。

あとで聞いたのですが、昨日の朝は隣の薬局でも、娘さんが薬剤師相手に大興奮で話していたとのことです。こちらもまるで予想もしなかったうれしい結果でした。あの枯れきった身体から戻ったのです。

その後、通院で見かける姿は、娘さんが奇跡と叫んでも大袈裟でありません。気功のすごさの一例として、私の治療史に残ります。私の治療も整形外科に限定して考える必要はないと教えられました。ありがとうございます。

《遠隔治療》

気功の気は、気持ちの気です。すぐそばにいるか遠くにいるか、距離に関係ありません。近くても遠く離れてもできます。このことからも気功は手の、身体の技術ではないということがわかります。気功の特徴は遠隔治療が可能なことです。自分でもこれは不思議です。なんとしても治ってほしい患者さんには送っています。三人の実例をご紹介します。

70 尾骨痛で苦しんでいた上海在住の若いお母さんに遠隔気功

若いお母さんが挨拶にお出でになりました。

私はずっとこの日を待っていました。こんないきさつがあったからです。

数か月前の夕方のことでした。

彼女のお母さんから電話がありました。「上海にいる娘が大変なんです、どうしたらいいでしょう……?」

パニック気味でよくわかりません。直接本人から聞きたいと、上海在住の娘さんから電話してもらうことにしました。ご本人からの電話では、数日前から尾骨のあたりが痛かったが、午後から急激に悪化して、立つのも歩くのも困難で、這っているありさまなのだとか。小さな子どもがいるのに、どうしたらいいでしょうと言います。

彼女は以前から椎間板ヘルニアで当院でときどき気功を含めた治療をしていました。今回はその再発ではなく、よく話を聞くと症状も経過も典型的な尾骨痛です。尾骨痛は尾骨骨折に準ずる強くて長い痛みが特徴です。上海では往診もできません。薬を送っても数日かかります。しかも乳幼児を抱えて困っている緊急事態です。

これこそ遠隔気功しかない。遠隔で治すのです！

そう思って電話で、

「炎症なので、温かくしたほうが治りますから、温かいパンツを何枚も穿《は》いて、イブでもパブロンでもノーシンでもいいですから、何か痛み止めを飲んでください。なんとかなります」と伝えて電話を切りました。十九時三十分のことです。もちろんこんなことでは治りません。焼け石に水で、気休めにもなりません。遠隔を送ります。

プラシーボなしの純粋な気功の結果を確認したかったので、あえて遠隔気功の話はせずにそのまま電話を切りました。早速、遠隔をときどき数秒間ずつ何度か送りました。二、三時間後には効いているはずでした。

翌朝すぐに結果を聞きたかったのですが、上海の電話番号を知りません。夕方六時まで待って杉並区のお母さんに電話をしてみると、

「さっき娘から電話がありました。おかげさまでいいようです。娘から電話させます」と弾んだ声です。

上海からの電話では、

「言われたとおりに温かくして薬を飲んだら、寝るころにはほとんどよくて、今朝起きたら

治っていました」

と言います。

「それはよかったですね」と電話を切りました。

上海の尾骨痛が遠隔で治った！

最初から遠隔を確認するつもりで行なったのはこれが初めてです。普段は結果の確認なしの勝手な送りっぱなしです。だから帰国したときに、本人からゆっくり話を聞きたいと思っていました。

すると半年後、「あのときは本当に助かりました」と彼女が来てくれました。上海の医者は、這うほどの激痛が数時間後に消えたという彼女の話を聞いて、理解不能だと応答し、支離滅裂な説明を加えたあとで、「非典型的な椎間板ヘルニアでしょう」などと苦しい診断をしたらしいのです。医者にも、理解不能な経過を話さざるを得なかった彼女にも、これでは気の毒な話です。こうした場合、ノイローゼと誤診される可能性が高いのです。

「あのとき本当は遠隔気功を送ったんですよ。わかった？」と聞くと、

「やっぱりそうだったんですか。私も不思議で仕方なかったんです。あんなに痛かったのが、寝るころには歩けるようになって、本当に不思議だったんです。病院へ行くにも、立てない、歩けないですから、これは車椅子を借りなきゃいけないと考えていたんです。電話のあと、

温かくしてイブを飲んだだけで数時間でよくなったんです」

彼女はこの摩訶不思議な経過について、どうしても私と話したいと思ってわざわ来てくれたのです。私も同じ気持ちでした。お互いにほかの人とは話せない話です。そこで初めて遠隔の説明をすると、やっと腑に落ちたようです。不思議に思っていた事情を確認できて、「何かあっても、もう電話一本で大丈夫ね」と、大いに盛り上がりました。

さらに、

「あなたにも気功ができますよ、気の受信能力は発信能力ですから。お子さんを触って治してあげることから始めるといいですよ」と申し添えました。マイクロフォンはスピーカーでもあります。ハイブリッド車の発電機は動力用モーターを兼ねます。英語でヒアリング能力の高い人は話すのも上手です。治すのは楽しいですよと付け加えました。

⑪ 腰椎椎間板ヘルニアの男性に遠隔で気を送る

ある日の午前中、患者さんの奥さんから電話がありました。ご主人が四日前から腰から右大腿部が痛くなり、唸《うな》るほど悶《もだ》えているので、近くの大病院で検査を受けた。結果はまだ出ていないが、もらった薬を飲んでも治らず、ますます痛がり、トイレも小柄な奥さんがおぶって引きずって行っている。起きても寝てもどうしようもないほど苦しんでいるので、昼休みに往診に来てもらえませんかという依頼です。往復だけでも一時間半はかかりそうなので、遠隔を送るから昼まで待ってくださいと言って電話を切りました。

そして何度か遠隔で気を送りました。

午後、奥さんがご主人を車椅子に乗せて来院しました。

「トイレも行けないで唸っていた人が、おとなしく車椅子に乗っています。先生の遠隔のおかげです、見ていると、だんだん良くなっていくのがわかりました」

と、ひと息ついています。

ご主人は「……ぼくは遠隔気功なんて信じていないんですが」と、他人事のようです。私には挨拶もせず、胡散臭《うさんくさ》げに見るだけ。

「そうですか、トッププロは気功前の状態に戻せるそうですが、私はまだできないけど、やってみますか」と言うと、「いや、それは勘弁してください」とあわてています。これで、遠隔がすぐに効いたことと、本人がそれを信じているか信じていないかは関係ないことが確認できました。

歩いてもらうと前屈みで歩きます。これなら室内は充分歩けます。杖を突けば外出も不可能ではありません。せっかく来院したのですから腰にブロック注射をして気功を加えました。奥さんとしてはトイレまでおぶらなくてよいし、それ以上に、痛みで転げて唸っているのを聞かないですむので満足のようです。

ご主人は奥さんに甘えているだけで、危急存亡の事態でもなさそうです。症状の改善がイマイチ半端なのではないかと私としては不満な思いは残りましたが、しかし四日間もこんなご主人を介抱してきた奥さんには充分な改善のようです。勝負はついたので、あとはそれなりに治ると思います。

㉜ 気功は疲れ切った家族を救う

私が研修医だったころは、おれが治す、おれが治してやると気合の入った治す医者でしたが、いつのころからか、「治ってください、どうでもいいから治ってください」というお願い医者になっていました（声には出しません。心の中でです）。

気功も同じです。どこがどう、ここがこうだからと、まず診断します。必要であればレントゲンも撮ります。話も聞きます。その上で、これは救命救急か、入院手術が必要かなどと判断します。つまり自分の気功でオーケーか病院へ回すべきか、まず状況判断が問われます。それが医者の務めです。骨折、捻挫のような症状が明らかな場合は整形外科医としてまっとうに診断処置をします。その確認を経て、次が「お願いだからなんとかよくなって」というファジーな気功です。そうすると、本当に困っている人の願いが、その人に最適の形で実現します。

ファジーな気功というのが、じつは気功の本質を表現している気がします。

腰痛で来た人に気功をする。すると腰痛が改善するだけではありません。ついでに長年の持病の頭痛も治ったとか、五十肩が治ったとか、頑固な便秘も消えたとか、ついでの効果が大きいのです。そういう実例が無数にあります。

前例（症例㉑）の場合、困り果て疲れ切っていた奥さんの困惑が解消したことがこの状況の正しい本質だ、というのが私の解釈です。唸って転げまわっていたご主人の問題は、ことの本質を見せるための前座です。

新約聖書、キリストの山上の垂訓の「求めよ、されば与えられん」です。気功は「なにとぞよろしくお願いいたします」という、まったくお任せのお願いであり、祈りです。つまり気は人知を超えた天助神佑なのです。人間の力業ではありません、その意味で、私は情けないお願い医者なのです。本質的な解決は私の手をはるか離れたところからやってくるのです。

右のご夫婦の場合、五日後になって奥さんが、夫は今朝は会社に行きましたと教えてくれました。これで奥さんの第二の願いも叶いました。「亭主仕事で留守がいい」のです。

後日、来院した奥さんにこの話をすると、「本当に限界に来ていたのは私だった。私を助けて、だったのね。あの人がみるみるうちに良くなって、おぶらなくても自分で歩けるようになった。会社にも行くようになった。救われたのは私だったのね、よくわかります」と一〇〇パーセント賛成してくれました。気を送ってくれる神様は正しく判断して奥さんを助けてくれたのだと思います。問題はすべて無事解決しました。二人で大いに盛り上がったのはいうまでもありません。

㉝ 往診より即効だった遠隔（腰痛の80代女性）

夕方診療中に電話がきました。数日前から腰が痛くて困っている。すぐ近くの接骨院に行っても治らない。本当ならそちらへ行きたいんだけど、あまり動けないのでむずかしいと言っています。以前、一回往診して腰に注射をしたことがあるので、はっきりと言いませんがまた往診してほしいということのようです。それはわかっていましたが、一時間後に電話しますからと言って電話を切り、何度か遠隔を送りました。

一時間ほどたってから電話をしました。「どうですか」と聞くと、「痛いです。どうしたらいいでしょう」と繰り返します。やはり往診してほしいということです、なんとかなるでしょうとはぐらかして電話を切りました。

翌日の昼、本人から電話がありました。

「今朝一番に電話をしたかったのですが、お邪魔にならないように、お昼まで我慢していました。本当は昨日の電話を切ったあとで、見舞いに来てくれていた近所の人に言われて気がついたんですが、治っていたんです。あなた、ちゃんと立って歩いているんじゃないと言われて気づくと、痛くなかったんです。あまりにも不思議なので、帰って来た娘に話をすると、娘は昔気功治療を受けたことがあって、そのとき遠隔治療というのをしてもらったと言います。娘は、小坂先生が遠隔をしてくれたのよと言うんですが、そうなんですか。本当に遠隔を送ってくれたんですか」

とご質問です。やはり効いていたんだと思いながら、「そうなんです。遠隔を送ったんです」と返事をしました。往診して注射をするより即効でした。

《どこへいっても治らない、どこへも行き場がない病気》

㉔ 交通事故後に低髄液圧症となった女性社長（36歳）

ある人の紹介で女性社長がやってきました。

六年前の交通事故後、ひじょうに苦しい状態が続き、最終的に低髄液圧症（脳脊髄液が漏れ出ることで髄圧が減少してさまざまな症状が出る）との診断を下された。血液パッチ（硬膜外自家血注入ブラッドパッチ）の手術を三回受けたが、それでも治らず、あれ以来、人生を失ってしまったと深刻な表情で言います。

全身だるくて動くのが大変。両手に違和感があり、手を下げられない、手をあげたくなる。いつも身体全体が火照《ほて》っている感じ。痺れあり。右の背中が痛くてしょうがない。疲れやすい。眠れない。夜中二時、三時に目覚め、そのまま寝つけない。パソコンを長くできない。階段はつらくて手すりがほしい。とくに下りが怖い。頭痛がする。社長という責任ある仕事をなんとかやっているが、とにかく事故前とはまったく変わってしまい、人生が激変した……と。

骨折や脱臼ならいざ知らず、それぞれの症状に個別に対応するわけにもいきません。これには気功しかありません。十分ほど気合を入れて気功をしました。そのあとで歩いてもらうと、ニコニコ顔です。楽になったようです。

大満足で、何も言わず、ルンルンで帰りました。お礼のひと言もなし。気功で治ったなんて思っていない、医者が治したなんて考えてもいない。紹介する人がいて、騙されたと思って来てみたら治った、自分の決断の結果に大満足で、うれしくてただ喜んでいただけ。何が何だかわからないけど、とにかくうれしいという様子。

その後、彼女の紹介者が受診に来たので彼女のことを聞いてみると、「治ってしまった。

うれしくて二日連続で深酒してしまった」そうです。その上、「もう行かなくても大丈夫」との由。やはりそうでした。

⑮ 脳出血後、右半身に三〇キロの荷物を背負っている53歳男性

以前の患者さんの紹介で五十三歳の男性が来院。

半年ほど前に、右半身の異常で発症した視床付近での脳内出血で二度入院。手術はしなかった。朝から身体が重く、疲れてくるとさらに重くなってまっすぐに歩けない。ふらつく。歩くスピードは通常の半分以下。歩幅も狭い。走れない。バランスがとれないので階段は手すりに摑まってゆっくりと昇降。話すのにロレツが少しおかしい。きわめつきが「右半身に三〇キロの荷物を背負っている感じ」と言います。

三〇キロという数字は衝撃です。私も筋トレの経験があるので、三〇キロの重さを身体で知っています。三〇キロを背負って生きているのはつらすぎます。

十分ほど気功をしました。

歩いてもらうと普通に歩きます。「重くない」との言葉が口から出て、うれしそうな表情に変わっていました。「急ぎ足で歩いて」と言うと、速歩もできます。「走って」と言うと、ダイナミックに走りました。ふと見ると涙を拭いています。よほどうれしかったのでしょう。

半信半疑でやって来てわずか数分後の出来事ですから。

診察室に戻って話をしていると表情が明るくなっています。本来のものと思われる生気が戻っています。人間、本来は健康で溌剌としているのです。気分がよくなったのか彼はこんなことを切り出しました。

「四国の友人で、腰が悪くて手術を考えているのがいるのですが、先生、診ていただけませんか」と。「可能性はありますよ」と答えて、一回で治ってしまった七十三歳男性の例（③の男性）を話しました。

翌々日、四国の男性から電話がきました。予約なしでも診ていただけますかと急《せ》いています。

「〇〇さんから一昨日、お宅を出てすぐに興奮した声で電話がありました。『すごいよ、大変だよ。三〇キロが一〇キロになった。手術なんかしないですぐに飛行機に乗って出てこい』と。あまり興奮しているので最初はよくわからなかったけど、話を聞いているうちにわかりました。自分もこんな話は普通は信じませんが、彼からの話なので、これは信じます。ぜひ気功治療をお願いします」とせき込んでいます。

「いつでも予約なしで大丈夫ですが、まずはホームページをゆっくり読んでください、見ているだけで治ったという話もありますから」と話しました。

その日からしばらくの間、毎日ときどき密かに遠隔気功で気を送っていました。その後、上京の連絡はありません。遠隔で治ってしまったのではないかとも考えられます。遠隔は当分続けます。三〇キロの方に受診を薦めた友人が再来院したので、四国の方の近況をうかがってみると、やはりあの日以来、快調とのことです。

後日、三〇キロのご当人が来院しましたが、「今日は私の治療ではなくて、治してほしい人を連れて来ました」とご本人は快調そのものです。あのとき残っていた一〇キロは、翌日にはなくなっていたようです。このような治療法もない重症な人ほど、あっけないほど簡単に治ることが多いようです。気功に感謝です。

㊱ 脳梗塞・リハビリ・車椅子の78歳女性、長嶋さん以上の改善

旧知の女性患者さんがやってきました。

一か月半ぶり三度目の来院ですが、一段と改善しての再会です。

杖での歩き方がかなり安心できます。一年前の八月に脳梗塞で倒れて入院し、やがてリハビリ病棟へ移り、半年後の退院後も、通院・リハビリに励みましたが、ずっと車椅子のままでした。リハビリセンターの先輩の方々と話しても、何か月、何年通院しても、はかばかしい改善がないことがわかったと言います。脳梗塞の場合、それが普通です。それが現実です。

ミスタージャイアンツ長嶋さんほどの回復はなかなかありません。

一人ではまったく動けないために、夜何度もトイレへ行くときに身体の大きいご主人が抱えて往復。日中もそのありさまなので、体力的にもかなり参っていました。東京在住の息子さんが危ぶんで、「近いうちに連れて来ますから、先生よろしく頼みます」と言われていたのです。

息子さんも当院の患者さんです。気功ができるようになったので、気功の可能性を信じて母親のいる茨城県水戸の先まで車で迎えに行って連れて来ました。それが三月のことです。初日に、手を軽く添えるだけで歩けるようになり、親族の皆さんが「歩いている、歩いている」と歓声を挙げました。息子さんも満足そうで、三日間の治療のあとに郷里に帰りました。

二度目は四月に入っての三日間でした。二日目からは車椅子ではなく杖をついての来院。杖をついて一人で歩き、ご主人がいつでも支えられるように後ろで手を伸ばしています。でも大丈夫です。一人で歩いています。すごい進歩です。車椅子だと、車に乗せたり降ろしたり、さらに座らせたり立たせたりと大仕事ですが、杖で動けるようになると本当に楽です。本人もうれしそうで、これなら希望が持てます。

三度目の来院のときは、かなりしっかりしていました。しばらく気功をしましたが、歩くときに片手を貸したり近くに立って話をしたり背中をさすったりしただけです。とくに治療はしていません。ここまでの改善が見られる場合、とりたてて特別なパフォーマンスをするでもなく、頑張ってね、大丈夫ですよとそばにいるだけです。二か月前には、麻痺した側の足はプラプラの状態で、地べたに足の甲が着くのか足裏が着くのか定かではなかったそうです。今は自宅内では一人で自由に歩けるので、ご主人は以前の生活を取り戻しているとのこと。そのうえ、最初、恥ずかしいから目立たないように常に隠していた患部側の手を高くあげることができるようになったそうです。この点ではミスタージャイアンツ以上です。

普通、上肢の回復は下肢以上にむずかしいので、これは快挙です。リハビリセンターの古株の仲間が「あなただけこんなに治ってしまって」とひがんで、大変だったそうです。

⑰ 右片麻痺でも希望を持てた78歳女性

知人の紹介で右片麻痺の女性が来院しました。

左手にステッキを持って、右足は足関節を固定する下腿装具を装着しています。

五年前の春、脳梗塞で倒れて右片麻痺になり、その後、頑張って歩けるようになったのに、昨年末に転倒して頭部を強打したため、硬膜外血腫になり手術を受けたそうです。右半身を重く感じる、立ち座りがしっかりできない、腰と肩が痛くなった……等々の症状です。

受傷前には自分の身の周りのことは自分でできていたのに、それができなくなったのが悲しい、何よりの希望は「しっかり歩きたい」、これに尽きますと。

このようなつらい状態でいたとき、ある会合で当院の話を聞き、ぜひ受診したいと願っていた、今日とうとう来ることができたと喜んでいます。

同じような神経麻痺の方の改善例の話をしながら気功をしました。

気功のあとに歩いてもらうと、「軸足に力が入って、しっかりしてきたようだ」とおっしゃいます。杖なしで、一人で危なげなく歩けます。はっきり改善したようです。ご本人がいちばんわかったようです。このように改善を実感することがなにより大事です。「これはいける」と可能性を知った瞬間から希望が湧いてきます。

神経麻痺のような症状に対して、これまでの医学はピシャリと門戸を閉ざしてきました。もう無理だよ、これ以上打つ手がないんだよ、と。私はまだビギナーですが、この八年間の気功経験でいろいろな可能性を知りました。ささやかな経験の先に、奥の深い広大な可能性が広がっていることを実感したのです。私は気功という槍で風車に向かっていくドン・キホーテかもしれません。

だから、これ以上打つ手はないんだよと言われても患者さんは落胆することはないのです。患者さんは遠慮はいりません。どんどん治っていいのです。もう無理だと言われた脊髄麻痺の人が普通に生活しているのですから、誰がどんな高望みをしてもいいのです。前向きに頑張っていいのです。ある日、動かなくなった自分の手足がきっと動くと望んでもいいのです。可能性を知った患者と治療家がいて、すべてはそこから始まります。

⑱ ムンクの「叫び」のような表情――八年間のうつとパニックが治った40代の主婦

異様な感じでした。

「あっ、ここは違うよ、ここは整形外科です」

と言いたい気持ちでした。あとで考えると、彼女がまとっている雰囲気はムンクの「叫び」という絵のそれでした。ひと言でいうと苦悶です。

お話を聞くと、肩こりがひどくて夜も眠れない。生きているのがつらすぎるような状態です。うつとパニックで八年前から十か所の精神科に通って、毎日、十六錠から二十錠の薬を飲んで注射もしているそうです。それでは起きているのか寝ているのかわからないでしょう。夢の中で生きていて、しかしそれが現実であるという悩み苦しみのさなかにいる話です。食欲はまったくなく、何を口に入れても砂を噛んでいるようで、むりやり飲み込んでいるそうです。聞いていると、本当にこれが現実かと思うようなひどい状態でした。

ベッドにうつぶせで寝てもらい、頸、背、腰に気功をしました。

翌朝の再来。診察のときに、昨日ここへ来てからは薬を一錠も飲んでいない、注射にも行かなかった、もう薬はやめたと言います。

これにはビックリしました。医学的にはそれは危険すぎるし、そんなことは実際には聞いたこともありません。しかし逆に調子は良かった。眠れたし、朝ごはんもおいしかったと言います。本人が決めたのだから邪魔するのは正しくない。薬漬けはやめてほしいし、やめるのが正しい。「そうですか、よかったですね……」と返事をしました。

この日は、いつもよりしっかりと気功をしました。

それからほとんど毎日の通院。話の内容も普通です。状態がよくなって、元気になってきました。

初診から一週間後のある日、幼稚園の友達のお母さんから、

「あなた、近ごろ顔色がよくなったね。どこのエステに行っているの。教えて」

と聞かれたそうです。フフフと笑いながらそのことを教えてくれました。おや、笑いましたね。

誰が見ても重病人にしか見えない人が元気になると、女性は病院へ行ったと思わずに、エステに行ってきれいになったと思うのでしょうか。これはおもしろい現象です。

しかし大事なことは、それだけ変化したという事実です。

話の内容も普通になってきました。普通の患者さんになり、普通の女性になって、あっと

いう間にジャスト一か月が経ちました。急に来なくなり、それっきりでした。

それから二か月後、お母さんに連れられて女の子が初診でやってきました。あれ、お母さんにはどこか見覚えがあります。私はあっと声をあげました。そのお母さんがあの彼女だったのです！　すぐにはわかりませんでした。

その後のことを聞いてみると、絶好調で、体重も増えたといいます。普通以上に元気で、明るく幸せそうに見えます。あれ以来よくなった、このとおりですとまったく別人です。

知人の精神科の医者に聞いたのですが、長期間多量に飲んでいた薬を一気にゼロにすることは危険すぎる。というより、考えたことも聞いたこともないそうです。普通は年々薬が強くなり、多くなり、薬漬けの度合いがひどくなっていくので、このケースのように、一気にゼロにしてそのまま完治した例はないとのことです。

《第四章》

気功治療でわかったこと

触れば治る

気功を治療に取り入れた八年間の印象は、患者さんに触れば治った、「治れ」と思ったら治った……そんなオンパレードです。

これは気功が治癒力を十の何乗倍にも上げていることを示しています。

気功は痛み止めではなく、治ったから痛くなくなったのです。何週間かかかる治癒過程が何分間かで起きると、治癒力は一万倍になった計算になります。そのうえに、治らないはずのものまで治ることとさえ起きます。量だけでなく質まで変わります。

こんなに簡単に治ると医者としては本当にうれしいのです。医者の「うれしい」は同時に、患者さんの「治ってうれしい」にほかなりません。医者にはなりましたが、こんな治り方を経験できるとは思ってもいませんでした。それは治すチャンスをくれた患者さんのおかげです。

医者が好きな患者さんは、美しい人でも、かわいい人でも、何かをくれる人でもありません。治った人、治ってくれた人です。患者さんに感謝します。前章に挙げたような経験ができたことは皆様のおかげです。

従来の医学は炎症に対する治療学

こんな経験を積み重ねると以下のようなことがわかってきました。

ほとんど病気の症状は炎症として現われます。炎症へ上手に対処することで、大炎症に至らずに小規模に抑えるのが炎症学、すなわち治療です。炎症は痛み、腫れ、発熱という苦痛を伴うので、そこをいかに上手に大過なく、最短にすますかがポイントです。胃炎とか、肺炎とか、心筋炎とか、膵炎とか、脳脊髄膜炎とか、病気にはみんな炎がついているように、病気のほとんどは炎症です。千島学説では癌や肉腫のような悪性腫瘍さえも慢性炎症だと言っています。


つまり症状が出たら、その根底に炎症があると考えられます。

問題と痛みとの間に、炎症という過程があります。逆にいうと、炎症がないと痛みはありません。痛みの本態は炎症です。治療とは炎症のコントロールです。

気功は痛み止めではなく治します。治った分だけ痛くなくなります。

従来の医学は治療学として個別の問題（炎症）ごとに場当たり的に対症療法を頑張ってきただけで、肝心のことを置き去りにしてきました。

決定的要因は治癒力

肝心なのは「治癒力」です。

成長力、回復力、治癒力……この三つを合わせて生命力と呼びます。

成長力はまさに成長する力です。子どもや赤ちゃんがすくすく成長する力、回復力は疲れを取って身体を回復させる力、治癒力は怪我や病気を治す力です。

子どもはまさに生命力の塊です。怪我をしても、子どもは大人の半分以下の日数で治ります。赤ちゃんに至っては大人の何分の一～何十分の一の日数で治ります。赤ちゃんは日で、子供は週で、大人は月で数えるといってもいいでしょう。

医学は、もろもろの条件を整えて「治癒力」の発現を待ちます。たとえば骨折の場合、骨折部をギプスで固定し、手術して金属で固定しても、骨癒合そのものは治癒力がします。子どもに食べさせて育てたと親が言っても、本当に成長させたのは成長力です。その証拠に大人にいくら食べさせても成長せずにメタボになるだけです。それと同じです。

これまでの医学は治療法だけを磨き上げてきましたが、治癒力そのものは手つかずで放置してきました。私が不満だったのは、治療という行為が治癒への道筋をつけて、あとは治癒力期待で、数週間とか数か月待つだけということでした。

三か月で治りますとか偉そうに予後の見通しを述べても自慢になりません。こんな見極めは医者を十年もしていればわかります。全然うれしくありません。天気予報は予報官が自然の気候、天候を自由にできないので仕方ありませんが、医者が見通しを告知、宣告しても、それは無能をさらしているだけです。診断して、治癒への道筋をつけて、見通しを述べて、あとは待つだけ……これでは足りないから街中に、整骨院や接骨院、カイロプラクティックやリフレクソロジーなどが爆発的に増えているのです。患者さんは回数券を買ってまで通院していますが、これは医者の力不足を証明する何ものでもありません。

しかし治癒力がアップすれば状況は一変します。

治るように、治る力を沸き上がらせるのが本筋でしょう。脇の下をくすぐるのではなく、心から笑わせるように。

気功はコンセプトです

気功は手の技術ではなく、物理化学のような物質界のものでもありません。気を出すその人のコンセプトがその人の気功です。その人の思想がその気功には表現されるのです。経営者が望んでいるのは金儲けか、会社を大きくすることか、人を育てることか、どれを目標にするかでその企業の社会的存在価値が決まるという話と同じことです。知ること、願うことがそのまま実現に直結します。それが人間の気功です。

尊敬する安保徹先生は免疫学によって医学に一本の統一理論の大黒柱を立ち上げました。安保先生は、癌になっても、自分で歩けて食べられる人はまったく大丈夫です、お風呂に入って笑っていれば癌は治ると宣言されました。これは福音です。信じて笑える人には治癒への保証書です。私は気功による回復力、治癒力のアップによる根本的治療を、理論と実際において提示したいと思うようになりました。

治癒力アップは可能

私はとにかく治すことだけを追求してきたので、触るだけで治るのはうれしいことでした。驚いて声をあげる人も、涙を流す人も、不思議です不思議ですと繰り返す人も、さまざまですが、治ってうれしいという喜びは皆同じです。

気功を診療に活用してきて、皆さんに一律に同じ効果が出ないという問題が最後まで残っていましたが、最近やっと解決しました。結果が違って当たり前、人それぞれの必要が結果となって出てくるのだから、千差万別でいいのです。人それぞれに結果が違うのは当然でした。

それはその人が気功を信じているか信じないかではなくて、その人がどれほど治ることを強く欲しているかです。痛くなくなりたい、動けるようになりたい、働けるようになりたい……この当然至極な欲求から結果が出ます。気功はその欲求を叶えてくれるようです。必要、欲求の度合いが、そのまま治るエネルギーであるようです。

そういった意味で、重症で困っている人ほど結果が出ます。痛さのあまり理屈抜きで治りたいと思っているからです。気功とはこの欲求にマッチで火をつけるようなもので（私がしているのはこれだけです）、ダイナマイトだと爆発し、ガソリンだと炎上し、枯れ木だと勢いよく燃えます。線香花火はちりちりと燃えます。火をつけた相手によって、燃え方が違うのは当然のことです。

しかし困ったことに患者さんの中には自分で水を差す人がいます。賢い人、常識のある人、欲のない人、諦めている人、つまり立派な常識人です。

賢い人は、たとえばこれは二か月かかる怪我だということを常識で知っていますし、それをなんとか三日にしてくれなんて馬鹿なことは考えないし、その二か月間の覚悟はお持ちです。見るからに典型的なスポーツマンで、これは一か月かかる怪我だと経験から知っていて、それを当然と覚悟しているストイックな精神の方はよくいらっしゃいます。こちらからチョッカイを出す余地もありません。

このような常識人は、早くなんとかなりたいという甘い考えは持っていません。これは立派すぎると私は思います。知識と常識で水浸しになっていますから、これではマッチで火はつきません。

私が気功を習った佐藤眞志先生は、お医者さんがいちばんダメです、頭でっかちでどうしようもないとおっしゃったことがありますが、それはよくわかります。毎日の臨床の現場で、厳しい現実がイヤというほど心身にしみ込んでいるので、気功という夢のようなものには生理的に拒絶反応が出て、受け入れ不能になっています。長患いした患者さんも同様です。

しかし、そこでとどまるなと私はあえて言いたいのです。何がどうでも、何がなんでもなんとかなりたい！　そういうわけのわからない、恥ずかしいほどの生存欲は持つべきと私は思います。窮鼠猫を噛むではありませんが、新しい展開が開けます。無条件の生存欲があっていいのです。生命とは生存欲です。

もうひとつ、気功の効きの悪い条件があります。彼氏とか、彼女とか、配偶者とか、親密な人が付き添いで付いて来ているときは、効きが悪いことがあります。付き添いの人に甘えたい気持ちとか、治ってしまうと大袈裟に痛がっていたのが恥ずかしいとかなどの感情が無意識に働くのだろうと理解しています。このパターンは珍しくありません。つまり人間はかわいいほどに微妙です。

気功は物質的なアプローチではありません。薬も電気機器も使いませんし、何かの手技療法もしません。現代医学でも、東洋医学でも、カイロプラクティックでもありません。心霊治療とも違います。唯一いえるなら、ヒーリングです。

私は気功を習い、気功と思ってこれまでやって来ましたので、気功と言っていますが、正確にいうとヒーリング、あるいはヒーリングの一種というべきかと今は考えています。宇宙の気を使うこと自体、ヒーリングの一種なのでしょう。

気功体験を何かに例えるとすると、3Dの絵がいちばん近いかもしれません。3D画像を初めて見て立体視できたときは、ただの模様がきらびやかな三次元の立体像になっていて驚きました。

気功はシンプル

私の気功は、座禅を組んだり、瞑想をしたり、太極拳で動功をしたり、滝に打たれたり、護摩行などをするわけではありません。触ると治るというシンプル極まるものです。私が気功にはまったのは、前述したように目の前で脊髄麻痺の人が自分で立ち上がったからです。それも彼のお腹に手を当てて「温かい」と呪文を唱えて座っていたからです。私がしたことは横に座っていただけです。

私の方法は、結局、「かたわらに座っている」だけのような気がします。そして私の使命は、それは簡単なことですよ、誰でもできますよと伝えることのようです。私はお願い医者、お座り医者です。

私の望みは謙虚にシンプルに、何をどうするではなく、存在するだけ（いるだけ、思うだけ）で治せるようになりたい。これが究極の望みです。とくに気張る必要もありません。佐藤先生が言うように、誰でも、いつでも、どこでもできるのは当然です。

そばにいるだけの親切心、同情心、連帯感は誰でも持っています。それで充分です。

私がこの八年間の治療経験から伝えたいのはこのことです。人間は単なるお肉の塊ではない。こんなすばらしい可能性を持っているということです。

丸洗いとつまみ洗い

佐藤先生の気功はお腹に手を当てて、「温かい」「涼しい」と唱えて、全身的変化を待つものでしたが、整形外科の患者さんは、肩とか腰とか特定の患部があり、それを無視してお腹とか頭に手を当てて待っているわけにもいかず、私は患部に手を置いて気功をするようになっていました。

触ると、悪いところがわかり、そのうちにもういいという感じもわかります。これは局所的なものです。けれども私は全身的、総論的な治療を求めていたので、次第に保江邦夫先生の愛魂を真似るようになりました。一日中、時間があれば、ハードディスクに入れた愛魂のＤＶＤを毎日見ていました。脳のミラーニューロン（鏡のように真似る神経細胞）のおかげで、毎日見ているとその能力は次第にうつります（そう信じて見ています）。

愛魂は相手の全心身に丸ごとかけるものです。ですからこの方法を使って行なう気功の全身治療を「丸洗い」と名づけることにしました。効果は充分で、この点からも気功も愛魂も、同じ気（本当はこれが愛だと思っています）で、区別不要のようです。愛魂を通して、愛魂倒しとか、愛魂揺らしとか、愛魂振り回しとか、愛魂遊びをするようになりました。

これだと私もやっている実感が充分ありますし、患者さんにも何かされている実感は十二分にあるようです。浸けておくだけで汚れが落ちる洗剤がありますが、もみ洗いするほうが早くきれいになります。レンジ周りにスプレーしてただ待つよりも、こすりたくなるのが人情です。じっと動かずに気功をするよりも、動かすほうが私の性分に合っています。これは全身的効果が大きくて、皆さんも満足してくれます。

愛魂が効いたときも不思議です。頑張って直立するつもりなのに、なぜかどうしても身体が傾く、または倒れそうになる、座り込みそうになるなどの変化を呼ぶようです。どうせ治療をするならお互いに楽しいほうがいいですし、運動にもなります。

全身治療に対して患部を治療するのは、つまみ洗いです。

通常はまず患部のつまみ洗いをして、改善を確認してから、「もっと治します」と言って丸洗いをします。これで患部の改善だけでなく、全身も軽くなった、楽になったと喜んでもらえます。

最初の主訴は完治しなくても、気にならないほどの状態になりますので、この方式ですることが多くなっています。愛魂の治療への応用で、患部を治すだけではなく、全体の健康度をアップする気功本来の力が発揮できます。

しかも、内科とか、精神科とか、婦人科とか、分別する必要がなく、全科全人治療です。全身に働きかけるので、ある程度の結果は必ず出ます。患部を治すのは染み抜きをする戦術的職人技ですが、全身に働きかけるのは丸洗いをする万能の戦略的アプローチといってもいいでしょう。

わが医院の診療項目に自費気功（健康保険外治療）というのがありますが、これを始めるきっかけを作ってくださったのは、むずかしい症状のあるお二人でした。どちらの方も特定の部位を狙い撃ちしてすむ状況ではないと判断し、最初から最後まで丸洗いで終始しました。それでしっかりと結果が出てくれたので、私も自信がつきました。そのことで、整形外科医から治療家へと一歩前進したと思っています。

気功治療家と患者さんをつなぐもの

気功というと、よく中国気功ですかと聞かれますが、違います。いつの時代でも、どこの地域の部族種族にも必ずシャーマンとか、マジシャンとか、祈禱師とか、呪術師とか呼ばれる人物はいました。

何か常態ならないことが起きたときの対処法として、人は昔から何かをしてきたのです。それこそがヒーリングだったのだろうと思います。世界のどこにもヒーリングを行なうヒーラーはいました。すべて必要から起きた自然発生の対応です。

肉体は鍛錬しても変わるには数か月はかかりますが、心は一瞬で激変します。心が変わると身体が変わります。入力（原因）と出力（結果）の関係です。それを例えるなら、心や魂がキーボードで、肉体がモニター画面です。キーボード操作でモニター画面は瞬時に変わります。さらにいうと、その人の生活もモニター画面です。リモコンでテレビ画面が切り変わるのと同じです。

私は佐藤眞志先生の気功を受けた翌朝、駅へと歩いているとき、その景色のすべてが変わっていた記憶があります、歩きながらわかったのは、そのときの私は小学生の気持ちで、その世界はちょうど小学校へ登校するときと同じ世界でした。あのとき私は五十歳ほど若返っていました。気がつくと子どもに戻った私と、子どものころに見ていた世界があったのです。私の住んでいる世界は、私の心の鏡にほかなりませんでした。あれはじつに不思議な体験でした。

やはり、不思議を知ることは大事です。体験することは決定的です。そこから考え方が変わり、さらに自分の周囲は次々と変わってきています。

勉強は人に教えると、自分でもよく理解できて覚えるといいますが、病気は他人の介護、看護をすると、自分の病気もよくなります。自分の病気は単に不調程度になります。

その昔、中村天風先生がインドのヨガの聖人カリアッパ師の教えを受けて、死病といわれた奔馬性結核から回復したのは、まさにこれでした。認識が変わったら治ったのです。真実はこの辺にあります。生きていれば治ると私が言うのは、そもそも私たち全員が治癒能力を自然装備しているからです。

気功という治療を土台にして気功医学を考えてみました

だんだん自分の考えがまとまってきました。

出発点は、すべての問題を、生きることに伴う疲れと一括します。そのうえで、気功でその疲れを取ることを第一義とします。

生きているといろいろなことがあります。生きていると疲れます。過労、腫れ、むくみ、痛み、苦しみ、悩み、困惑、恥辱、屈辱、妬み、恨み、煩悶、苦悶、苦痛、疼痛、悲嘆、トラウマ、パニック、ストレス、罪悪感、業、カルマなどいろいろあります。

すべて「疲れ」です。十二分な回復力、治癒力さえあれば、これらのすべては解消することができます。生命力が解消してくれるのです。

疲れは雪と同じです。
雪は降っては積もります。
掻いても、掻いても積もります。
けれど、暖かいと雪は積もりません。
溶けて、消えてしまいます。

疲れが溜まると、身体のパイプもフィルターも目詰まりし、生命力が湧き出なくなります。ところが生命力が高いと、積もった雪が溶けるように、詰まりは消えます。

気功で疲れを取ると、詰まりが取れて生命の流れが復活し、回復します。

気功の効果というのは、そのときだけでなく、それをきっかけにどんどん湧き出しつづけ、流れつづけます。

気功はまるで気という生命力の蛇口を開けるようなものです。一度開ければ、あとは自然に流れ出ますから、ますますどんどん流れつづけます。初日に何分の一になった症状が、翌朝はなかったという話がその実証です。

身体の重さは身体に溜まった疲れ

気功をしたあと、患者さんのほとんどが、体が軽い、楽だ、信じられない、「何、これ?」というような驚きを見せます。

日ごろ感じている身体の重さは、体重何キロという肉体の重さではなく、疲れを重さとして感じています。小児は生命力に満ちあふれているので、自分の体重を感じていません。ですから何かに飛びついたり、飛び降りたりと、疲れを知らずに自由に遊びまわっています。

体重が一〇〇キロの人でも、疲れがゼロであれば、身体を重く感じません。NBAのマイケル・ジョーダンが、エア・ジョーダン、神様と呼ばれたのは、疲れが溜まらない人だったからです。体重のない人だったからこそ、慣性がなく常人でない動きができて宙に浮かべたのです(これは私の想像です。本人に確認はしていません)。

逆にいうと、体重四〇キロの人でも疲れていると、身体は鉛のように重いのです。これは自分でも経験があります。老化とは年齢の数ではなく、溜まった疲れの量です。ですから気功で疲れが取れれば、その分だけ若返ります。気功は肌がきれいになるだけでなく、最高のエステなのです。

この八年間はうれしい八年間でしたが、同時に考え込む八年間でした。

三十年余りの医者としての知識や経験を否定する事実が毎日突きつけられるので、喜んでばかりはいられずに、なぜだろう、どうしてだろうと考えてしまいます。理系人間としては自分の立つ医学の基盤を失ったままでは生きていけません。気功をきっかけにしていろいろ調べて考えてきてわかったことは、科学や医学は人間について一パーセントも知っていないということです。

たとえば、DNAすなわち遺伝子は部品の設計図で身体全体の設計図ではなかった。ではその全体の設計図はどこにあるのか。たとえば、細胞は小腸で作られる赤血球が分化して作られる、悪性腫瘍は慢性炎症である、という千島学説は正しいのか。

どちらも決着していません。

こんな基本の基本すら確定していないのが現状です。ですからほとんどゼロの状態から始めるしかありません。八年間の治療例の事実について考え抜きましたが、そこから次のような新しい健康学を考えました。むろんこれは私個人の説です。これは気功を基にして経験できた八年間の症例の上に考えたイメージです。治療のハウツーではなく、健康とは何か、どうして健康でいられるのかを根本から考えるものです。

見えてきた健康医学

次の図を見てください。

私がたどり着いた健康学です。

健康にとっての最大の敵は疲れです。

いかにして疲れをとるか……これが気功をベースにした健康学の前提です。

人間の心身を袋に例えます。図の右側が疲れの溜まった不健康な身体、左側は気功をしたあとのピチピチした健康な身体、とします。不健康な身体は、疲れが溜まると、袋の弱いところに穴が開きやすくなり、穴が増え、この穴から癌を含むすべての症状が流れ出ます。これに反してピチピチした身体は、袋が丈夫になっていますから穴が開きにくく、症状が流れ出ることはありません。これが基本モデルです。

疲れが溜まるとどうなるかを考えてみます。

疲れの水位が穴より上なら、疲れは穴から流れ出て、炎症が起き、症状が出て、病名がつ

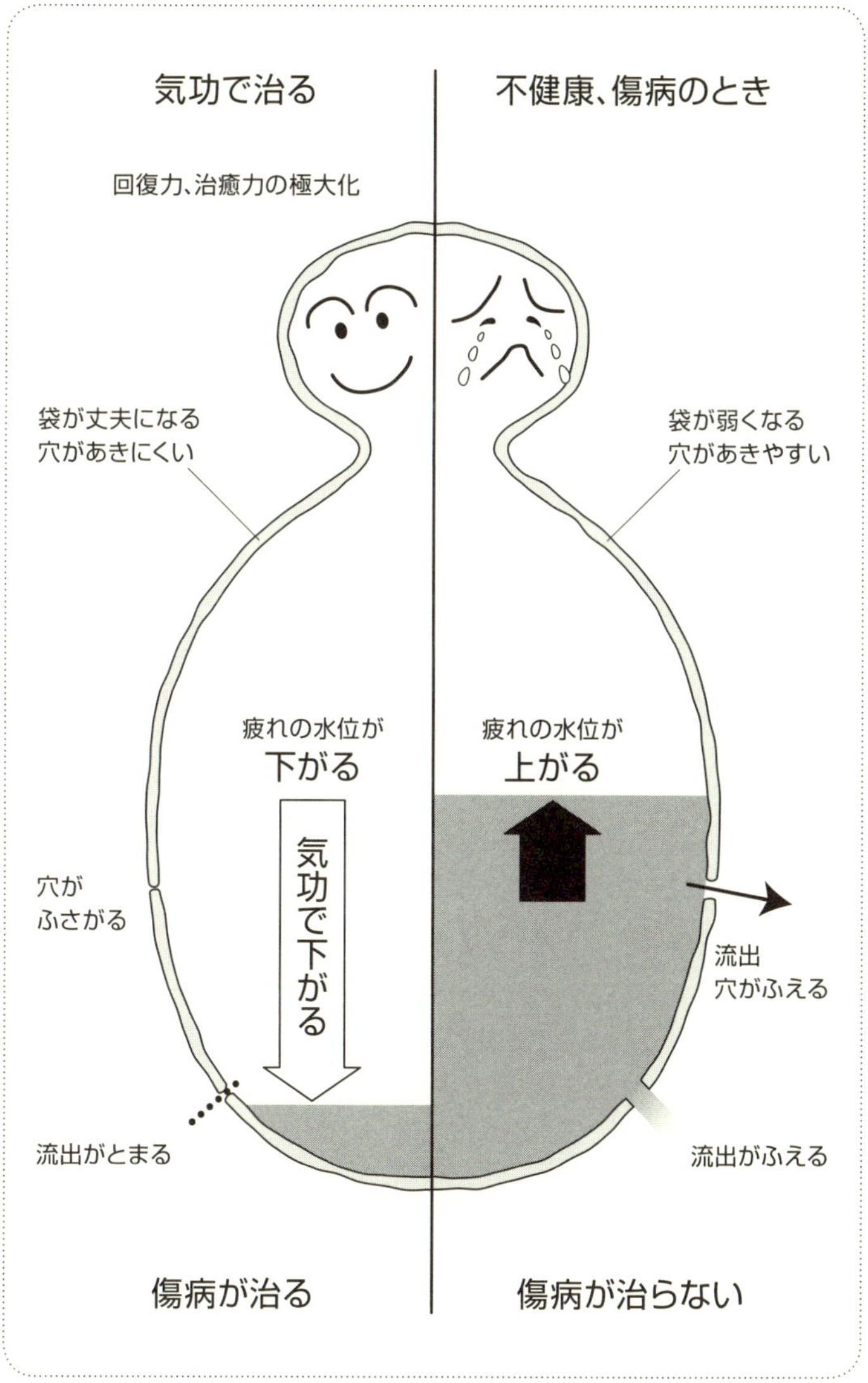
気功で治る
不健康、傷病のとき
回復力、治癒力の極大化
袋が丈夫になる
穴があきにくい
袋が弱くなる
穴があきやすい
疲れの水位が
下がる
気功で下がる
疲れの水位が
上がる
穴が
ふさがる
流出
穴がふえる
流出がとまる
流出がふえる
傷病が治る
傷病が治らない

けられます。従来の医学（治療学）はこの穴をふさごうと躍起でした。しかし堤防の決壊をふさぐようなもので、水圧水流に圧されてなかなかふさげません。苦戦しているうちに運よく水位が下がってきて、穴より低くなるとおさまった、となります。逆に疲れがいや増すような悪条件下では、水位が上昇してますます流れ出し（悪化して）、さらには高位の穴まで達するとそこからも流れ出します。これが併発症、続発症です。これが進むと病気のデパート化して末期化します。末期癌がその象徴です。癌の治療は水位を上げ、穴が広がり、治癒力を下げるので最悪です。

逆に水位が穴より下に下がると、水は出なくなり、ふさがりやすくなります。

一般の健康法は袋を丈夫にし、穴をふさぎ、水位を下げます。

これはまともな方法ですが、残念なことに微力でした。発症してからでは泥縄の感がありあます。そこで医学（治療学）が全部任せろと出てきたのですが、穴ふさぎに終始して、それも個々の穴に専門化した専門医が仕事にしていますが、結果はよくないことはご存じのとおりです。

図の穴をもう一度ごらんください。炎症、傷病の穴はじつは身体にとって最大のサバイバル機能です。なぜなら、穴が開かないでどんどん疲れが溜まるなら、いつかは袋がパンクして過労死、ポックリ死してしまうからです。酒を飲みすぎて吐くのがこれです。吐くことが大事です。吐くのが苦しくても吐かないと、血中アルコール濃度が上昇して死んでしまいます。急性アルコール中毒の治療は血中アルコール濃度を下げることです。

つまり穴をふさぐよりも、溜まっている疲れを取ることが先決です。

この順序を間違えたことはとんでもないボタンの掛け違いでした。野口整体の野口晴哉先生が風邪は身体の掃除ですと言っていたのはこのことです。身体であれどんな組織であれ、適度なガス抜きは必要不可欠なのです。

気功は一般の健康法の十の何乗倍も効果を出しますので、信じられないような結果が生まれます。八年間の気功治療の実績は、そのことを教えてくれました。実証に基づいたオリジナルの健康モデルです。気功のような効果を迅速に生む方法があったおかげで発想することができたモデルです。コペルニクス的転回です。

すると方向ははっきりします。穴ふさぎから水位の低下へ。つまり疲労を取ることです。

これまでは、個々の穴ごとに細かく専門に特化した専門医が独占していて、患者さんは専門医に一〇〇パーセント依存せざるを得ませんでした。

治癒力アップによる疲れ取り――この基本が正しく認識されれば、ヘルニアとか狭窄症とか軟骨が減っているとか、そんな個々の診断、病名に振りまわされてきたことにピリオドが打てます。手術しなければとか、ヒアルロン酸の注射をしなければ、グルクロン酸を飲まなきゃいけないとかに振りまわされて、よけいな心配や無駄なことをする必要がなくなります。疲れを取ること——これです。

健康を自分の手に取り戻せます。つまり自分の健康を自分でデザインできるようになります。キリストの「思い煩うな」が可能になります。別に気功でなくても袋を丈夫にし、穴をふさぎ、水位を下げられるなら何でもいいのですが、私が知るかぎり、気功が最右翼です。短時間で簡単に疲れの水位を下げます。

ある患者さんの場合

前出の健康図を具体的に考えてみます。

ある日の診察室の光景です。私は痛いほうの足を持ち気功をしながら、足首の捻挫の患者さんと話しています。数分してから歩いてもらうと、痛みが減った気がしますとか、あまり痛くないとか言ってくれます。もうすこし治しますと言って全身に気功をして歩いてもらうと、「めっちゃ楽です」とか「身体が軽い！」などと、まず全身についての言葉が出て、そのあとに「あれ、足も痛くないです」など患部についての発言が続きます。この反応は若い元気な人ほど顕著で、暗く疲れた人ほど、はかばかしくありません。はっきりとした差があります。

もう一例、つい先日の患者さんです。

遠方から紹介で来られた五十代の女性です。八年前に乳癌の手術を受けて、昨年は家族のことで心労があり、今年になって腰から脚に痛みが出て、立つのも歩くのもつらいといいます。診察室へ入ってくるときも脚を引きずって大変そうです。病院では骨に白いところがある（ガンの骨転移が疑われる）、乳癌の既往があるのでそちらの検査を先にしなければといって腰、脚の痛みの治療を始めてくれないといいます。原因を診断しないと現代医療は治療できません。

立つのも座るのもつらいなら、寝てもらうしかありません。お話から坐骨神経痛であることはわかります。遠方からの方なので、できることは全部する意味で硬膜外注射をしました。そのあとは仰臥位（仰向け）でお腹、頭、足に手を置いて気功をしました。表情を見ていると変化がよくわかります。だんだんと表情がやわらいで気持ちよさそうになり、ときどき眠った感じで楽になっていったようです。二時間ほどして起きて立ってもらうと、来たときとはまったく違います。すっと立っています、痛そうではありません。身体が楽ですと言ってくれます。足の捻挫の人と同じで、まず身体全体が楽になったことへの驚きと喜びの言葉が出ます。腰と脚の痛みはどこかへ忘れた感じで、主客が逆転しています。これが望ましい結果です。全身に気功をして疲れを取ると、足や脚の痛みがほとんどなくなります。局所（患部）の治療をするより効果がはっきり出るのです。

そこで私は日ごろ考えている話をしました。

痛みは問題のあるところから出ますが、そこにある問題だけ出るのではありません。溜まって限界に達した疲れが、たまたま弱いところから痛みとなって出るのです。疲れが溜まりすぎると身体が壊れてしまうので、痛みとして吐き出しているのです。これは身体のサバイバル機能です。お酒を飲みすぎて吐くのと同じです。吐かないと血中のアルコール濃度が上がって死んでしまいます。その吐き出し口が坐骨神経痛でよかったんですよ、心臓とか脳などに出たら大変ですからと話したら、そうですねと賛成してくれました。

その出口から、全身に溜まっていた疲れがこれ幸いと便乗して出てくるのです。それが出尽くすまで痛みは治りません。だから痛いところ、悪いところを治してもなかなか治らないのです。逆にいうと、痛いところを治療しなくても、溜まっている疲れを取ると、出てくるものがなくなるから痛みも治るのです。出口の穴をふさごうとするよりも溜まっているものを吐き出して空にするほうが簡単だし、根本的解決なのです。今日は腰の治療はしていないでしょう。身体が楽で軽くなったでしょう、腰も脚も痛くないでしょうと説明すると、喜んでくれました。

心も軽くなってくれたようでした。

患者さんは腰が悪い、ヘルニアだ、狭窄症だ、MRIに写っていると言われると、そこを手術しなければ治らないと考えます。医者もそのように説明します。手術しなければ治らないのではと暗澹たる思いになります。ところが私の話はその真逆です。溜まった疲れが痛みになって出てくるのだから、その疲れを取ってしまえば、弱いところがあっても、穴が開いていても全然痛くもなんでもない。出てくるものがないのだから痛みなんてない。治さなくても治ってしまう。穴も自然にふさがってしまうこともある。こんないい話はどこにもないでしょう……と。

これは前述の炎症の話にもつながります。

椎間板ヘルニアの例です。

健康診断でMRIを撮ると結構ヘルニアが見つかります。しかしほとんどの方に自覚症状はありません。つまりそこで炎症は起きていないのです。ヘルニアの患者さんの九五パーセント以上は手術をしないで治ります。しかしヘルニアはそのままあります。炎症が消えただけです。

では炎症が起きる起きないは何で決まるのか。

通常はそこの神経の健康具合、強さだと考えられますが、同時に全身に溜まっていた疲れの量（弱っていた箇所まで疲れの水位が上がっていたか）で決まります。神経の弱り方と疲れの量は、比例するとも同義ともいえますが、問題イコール炎症（痛み）ではありません。その人の症状を消すには、その穴より低いレベルに疲れのレベルを下げるといいのです。そこより上のレベルにいくら穴ぼこがあっても症状は出ません。こぼれ出る疲れがないからです。

痛みも、疲れが痛みとなって出てきます。

先の足首の捻挫の例でいえば、同じ程度の捻挫で同じ気功をして結果（身体が楽、軽い、歩いて痛くない）に差があるのは、そこを出口として出てくる、溜まっていた疲れの量の違いです。

夫婦喧嘩の発火点が些細なことでも、それまでに溜まっていた長年の問題（疲れ）の蓄積が噴出するのと同じでしょう。若い二人のケンカはそのときの問題だけで浅いことが多いのですが、長年の二人では過去に溜まっているものがあるので、そうそう簡単ではありません。

疲れている人が治りにくいのは、治癒力が低下しているのと同時に、全身の疲れが出尽くすのに時間がかかるからとも考えられます。気功で全身の疲れを取ると、患部の治癒力を上げて治すだけでなく、問題箇所から痛みとなって出てくる疲れが枯渇しておさまると考えられます。

以上のことは過去の実証に基づいた話です。気功の治療例から考えると、この仮説しか出てきません。帰納法による結果です。

当然ですがどなたにでも、どんな症状やどんな病名にでも一〇〇パーセント完璧な結果を出す自信はあるはずもなくて困っていました。ただでさえ今はまだ開発途上の、これからというところです。二年前にホームページで公表するときも戸惑いは捨てきれないでいましたが、個々の症状を治すと狭義に考えないで、大局的に全身の疲れを取る、それが、治癒につながるという自前の気功医学を思いついて、迷いは吹っ切れました。現にある個々の症状の改善がたとえ思わしくなくても、全身の疲れを取ることで全身の健康度アップにつながり、症状の改善につながるという認識と自信を持てました。

医学は専門的でありむずかしいという印象がありますが、違います。傷病——怪我と病気は、回復力、治癒力さえあれば治る——それだけです。生きていれば誰でも治るのです。治りたいなら個々の治療を忘れて全体の回復力、治癒力をアップすればいいのです。それが近道なのだというのが私の考えです。

《第五章》

気と愛の世界へ

気功と合気

前章で回復力も治癒力も生命力だと言いました。

今のところ、生命を作れない人類が、生命力を解明することはできません。けれども衰えた生命力をアップさせることはできます。さらに気とは何かを追求することで、生命力、命とは何かを考察していくことはできるはずです。ちょっと気を知ったものの、ビギナーの私はもっと極めたいと強く願うようになっていました。

そんななかで痛感するのは気功と合気の類似です。

私が合気を探求していたことは前にもちょっと触れましたが、医学と気功の関係が、まるで奇跡のように酷似しています。武術を極めた本当の武人は気の世界に入ります。痛んで苦しんでいる人を何とかしたいと思っていて、私は気功に行き当たりました。それは病は気からというような心療内科レベルの話ではなくて、伊藤一刀斎、植芝盛平、塩見剛三、佐川幸義、宇城憲治、保江邦夫等々の優れた武術家たちに対比できるような不思議な気が存在していたのです。私は極真空手も、総合格闘技も、プライドも、K１も大ファンでした。しかしスピード、パワー、テクニックだけでは最初から厳然たる限界があります。筋肉ゴリラの世界では神秘性がなく、酔えません。

医学も同じです。私が学生だったころとは基本的に何も変わっていません。検査が増え、薬も増え、手術術式も増え、機械も増えて、人工関節もモデルチェンジして、病名が増え、難病奇病も増え、そして癌の死亡者も増えつづけています。それはまさに軍事力の極大化と紛争の増大、そして犠牲者の増大化のイメージと重なります。医学は十年で底が見えました。これではパラダイムシフトが必要です。救命救急と一群の手術は必要なので例外として、対症療法で、つまり力で押さえ込む医学は、本質的に暴力的で野蛮です。限界が低く、願うほどには治らない現状があります。

宇城憲治先生や保江邦夫先生のＤＶＤを見ると、気の世界がはっきりとわかります。気も合気も、現実のものとしてまぎれもなく伝わってきます。佐川幸義先生に吹き飛ばされるときは天国のような恍惚感があると木村達雄は書いています。「合気で倒されると笑ってしまう、元気になる」と、その門人たちは言います。殴り倒す、叩き潰すのみでは、もはや、やっていけないのです。

真の武道家は、スピード、パワー、テクニックの格闘技では終わらずに、気の世界に入り込みました。気空術の畑村洋数はそれを「身体で表現する芸術」と言い、「合気はいわゆる肉体の技術ではありません」と書いています。

医者も、〝ここまでしか治らない、治せない〟では満足できません。私はもっと治せるようになりたかった。そのために飛躍したいと思い、ここへきました。

究極の武道、気の世界は身近に生活の中にありました。健康法も生活そのものにあります。医学はどれほど進歩しようとも、物質の世界にいるかぎり、所詮は暴力的な格闘技でしかありません。心身の芸術とは程遠いのです。

つまるところ、自分はどちらの世界に存在するかです。どちらが好きか、自分の死生観や自分の人生はどちらでありたいか。それには、私たちはただの物質、お肉の塊ではないと認識することです。気功はそれを教えてくれました。

宇城憲治の究極の気と、保江邦夫の愛魂

自分が気功を始めてからは、とりわけ空手家の宇城憲治（http://www.uk-jj.com）に魅せられました。

宇城は、心と技と身体がひとつになった状態、統一体になれば、潜在能力を最大限に発揮することができると説きます。これは肥田式強健術の創始者の肥田春充の聖中心道（http://homepage1.nifty.com/hidashiki/）を想起させます。肥田先生はそれで超能力まで行きました。私は毎日、診療室でハードディスクに入れた宇城憲治の六枚組のＤＶＤを見つづけました。空手の宇城先生が大規模な合気道の合宿で合気道の先生たちに合気道を披露して教え

ているのもあります。空手も合気道も気は共通のようです。

そんなある日、武道雑誌で知り関心を持った保江邦夫の本を読んで愛読者になりました。ユニークで楽しいのです。しかしＹｏｕＴｕｂｅで合気道の演武（冠光寺流柔術）を見たときはぶっ飛びました。あまりにもふざけています。それに身のこなしがまったくのド素人で、ひどすぎました。長年の武道ファンには許せないほどでした。しかしいろいろと調べていくうちに本当だと思うようになりました。

愛魂《あいき》（愛で包む合気）のＤＶＤを買って見たときにも半信半疑でした。不思議というかあやしい世界が展開されていて戸惑いました。どうにもこうにも不思議でした。それでも毎日毎日見つづけているうちに、次第次第にすごさがわかってきました。これは武道という通常の尺度では測れない別次元の境地のものです。もはや武道ではありません、保江邦夫は闘っていないのです。そして愛だけを語ります。

途轍もなくすごいお二人は同じようなことをしています。しかし同じではありません。では、何がどう違うのか。四十年来の武道ファンの私も初めはわかりませんでした。宇城憲治の気は不思議ですが、武道の延長として受け止められました。武術を極めて気の世界へ入ったために説得力は一二〇パーセントです。宇城先生と対峙した経験を持つ人にうかがった話では、銃を突きつけられたとまったく同様で、動けば死ぬ、絶対絶命の思いになったといいます。厳しさを極めた先の気なのでしょう。私がこれから取り組んでどうにかなると思えるようなものではありません。さらに武道にとどまらず、生活の中での気の活用を提唱されています。空手、居合道だけでなく最先端の電気業界の社長としての過酷な生活の中から気が生まれたとおっしゃっています。

それに対して保江先生はわかりにくく、不思議すぎてなかなか受け止められませんでした。二人の比較検証はまるで禅の公案のようでした。ただ、わかったことは、人間は精進して極めれば気の世界には行けますが、努力だけでは愛の世界には行けないということでした。愛は最初からあるものだからです。

私は保江先生にある席で数秒間ほど初対面の挨拶をさせていただいたことがあります。そのとき先生の頭の上からピンクの靄《もや》のようなものがモワーと出ているのが見えました。私はそれを「優しさ」と呼びます。私の日本語では「優しさ」しかあてはまりません。先生はこれを愛と呼んでおられるのでしょう。ピンクの靄は、私の人生で初めて一回きりの不思議体験です。優しさの魂を見たというべきかもしれません。その後の稽古会などでも見ていません。一度で充分です。先生の実践する愛魂は、相手が銃を突きつけても引き金を引くことができないような気、と解釈して私は保江先生の道場（http://www.kankoujiryu.com）に入門しました。

愛という力

宇城先生は「武は戈《ほこ》（刀）を止めると書き、勝負は鞘の内」と教えます。根底には居合道七段の刀（武の心）があります。ですから父親が子どもに「〇〇しなさい」と言うと、一〇〇パーセントの正しさを背負っている父親に子どもは黙って従います。

一方、保江先生は愛を語ります。「〇〇ちゃん、お願い」と思うだけで、子どもは言われる前からします。お母さんが大好きだからです。

宇城先生は気で制します。隙なく対峙されるのでまったく動けませんが、保江先生は愛で包みます。すると攻撃する心も防御する心も失せ、長年鍛え抜いた技も使えなくなります。手にした刀も、構えた銃も使う気持ちを失わせられるので無意味になります（私の解釈です）。

かつて宮本武蔵は終生風呂に入らなかったといいます。刀を持っては入浴できないという理由以上に「いい湯だな……」と心身が弛緩するのを嫌ってでした。常時隙なく生きるのは大変なことです。

ところが、一〇〇パーセントの愛でいると、空間が変容し、愛の場と化すので、敵も襲う心を失います。その世界は絶対安心の世界です。

私は保江先生の愛魂に出会い、愛には不可思議極まる力があることを知りました。非日常な日常があることを知りました。次元が少し違うのでしょう。それではわからない感じがありますが、わからないのも心地よいのです。私自身、整形外科医として治療の成果を上げるために気功を学び、八年間治療に気功を使ってきましたが、診察室で愛魂の現象に近いことが起きることがあります。なぜか相手の身体が動いてしまうことが起きます（すると、治っています）。

愛魂と気功はたいへん似ているところがありますが、気功が、治りたい治したいところと相手が同じ方向を向いて行なうのに対して、愛魂は対峙してくる相手を自然に従わせることで、より高度という感じを持っています。

宇城先生は未知の人と対して和戦どちらでも対処できる武人の構えなのでしょう。保江先生は最初から和一〇〇パーセントです。宇宙の果てで初めて自分と同じ地球人と出会った人間の心境で対します。防備も警戒も忘れて、うれしくてガシッと抱きつきます。こういう心境に敵対できるようには人間は設定されていないようです。言い換えると、愛には勝てないということです。

私の家が郊外にあるせいで、闇夜の駐車場で親一匹と子四匹のハクビシンの家族に遭遇したことがあります。子どもの一匹が私の脚にズボンの上から前足でまとわりついてきたときの衝撃は忘れられません。前足で抱きついてくる感触の柔らかさ、愛くるしさ。それは愛おしいというか、命そのものを感じました。人生最大の驚きでした。

命は愛でした。こんなに愛されたのは初めてでした。命は無警戒、無条件で、愛おしさで心臓をギュッと握られたようなものです。

保江先生の愛魂はハクビシンの子どものようなものではないかと思います。あの感触を魂に受ければ、愛に悶えて狂いまくってしまうでしょう。あれには勝てないです。すべてがなくなって愛が沸き立ってきます。

治療はお互いに治るという共通のゴールを目指しています。そこで和戦両建ての必要のない愛一〇〇パーセントのハクビシンの子どもの、命そのものが愛としてある世界を実践するわが目標に保江先生を選びました。あの愛くるしさで治ってと迫れば、偏屈な病人でも神様でも双手をあげて受け入れてくれるでしょう。神様にお願いする私の気功は、もともと戦いを前提にしていないので、私は保江先生の世界をとりました。

これまで気功をしてきた私は、自分で気功をしているという実感はなく、治った患者さんが喜んだり驚いたり不思議がったりするだけの世界でした。その世界に保江先生の愛魂の世界を取り込むことで、自分の気功を愛そのものとして患者さんを包む気功に育てたいと思い、それを目指すことにしたのです。

活人術という可能性

活人術という言葉に限りなく惹かれました。それがいちばん求めていたものだったからです。人間は何か人のためにしてあげたいと思います。励ましたり元気づけたりしたいと思いますが、これがなかなかむずかしいのです。ところが活人術という言葉を聞いたとき、これならやれると思えたのです。

保江先生がそこにいるだけで、その場が明るくなり、幸せになる。まさに、キリストがそこにいるだけで周りの人々を変えたのと同じです。私が求めていたものは、心と魂に働きかけるまさにその活人術でした。

私が脊髄麻痺の患者さんに手を当てているうちに歩けるようになったことは書きました。私は整形外科医ですから、痛む身体から痛みがなくなってほしい、折れた骨が元どおりになるのに三か月もかかるのは大変だからもっと早く治ってほしいと思います。治って身体が楽になれば、確かに心も人生も楽になります。

ところが活人術はそれ以上です。たとえば癌の人にとっては治療以上のアプローチが必要です。癌の患者さんは癌に対する恐怖や死の恐怖から逃れられないからです。その恐怖という水に溺れて死んでいく人が多いのです。じつは立ってみれば足が立つかもしれないのにです。活人術には恐怖を取り去ってくれる可能性があります。

神様がやってくださる

活人術は、その存在を知っているというだけで、治療の中で数パーセントくらいは使えているかもしれません。私が使えなくても、神様が手伝って勝手にやってくれるのではないかとも思っています。

この八年間やってきた気功治療自体、どう考えても私の能力ではないからです。気功で脊髄梗塞の下半身麻痺が治ったのだって、私は手を当てていただけで、私が治したのではありません。それと同様に、活人術も勝手に降ってくるのではないかと思っています。

医者は薬を出し、注射をし、手術をしますが、治らないこともあります。たとえ治っても、時間がかかります。身体ですらそうですから、心や魂に対してはもっと寂しい現実がありま す。本当の意味で励ますとか、元気にしたいと医者は思います。私はそれをしたいのです。患者さんも自分も、人間としてハッピーになりたいのです。

活人術は人を励ますとか、喜ばすとかいうその先にあるもので、やってあげたことも気づかれません。そんな究極のところにあるものです。

キリスト由来の活人術

そもそもキリストとはどんな人だったのか。

乳児洗礼の私にはこだわりがあります。人類の救世主として、人類の贖罪のために十字架上で殺されたというのは教会が商売のために作った嘘です（と私は信じています）。私は愚かな人間として言いますが、自分の罪は自分で贖《あがな》います。

私はこれまで、キリストは将来未来にキリストの名のもとに行なわれるヨーロッパ人による悪行悲劇を予知して、それを償《つぐな》うために死んだと思っていました。

しかし、保江先生を知り活人術の存在を知ってその考えを改め、キリストは熱い愛のために死んだと思うようになりました。

リュック・ベッソン監督の「レオン」という映画で、レオンはマチルダを愛し、彼女に愛を残して死にました。キリストは悟りを語らず、愛を残して死にました。キリストは活人術をする人でしたが、そこにとどまらずに人々を愛して、愛に生き、愛に目覚めさせるために死にました。人々に愛の火をつけるために死にました。十字架を背負ってのゴルゴダの丘への道行きと十字架上のキリストの死は、人々の十字架（苦しみ）を背負ってのものでした。

活人術は身体も心も活かします。聖書に書いてあるように、キリストはヒーラーで活人術を生きていました。弟子とともに旅をしながら数々の奇跡も起こしましたが、望むほどには救い足りなかった。キリストは本当の救いは、心と魂の救いであることを知っていました。人々が求めているのは愛だと知っていました。死に至る苦しみを救うのは愛だけだと知っていました。キリストは人々を愛し、愛を残すために人々の苦しみ（十字架）を背負って死にました。愛されると愛を知ります。愛を求める人々への愛のために、人々に愛を残すために十字架刑の死（愛の爆発）を遂げました。

キリストは燃える愛の種火となって人々に愛の火をつけるために死にました。禁断のユダの福音書に、キリストは死を望んだと書いてあります。燃える愛の起原はここにあります。

愛魂の活用

診療に愛魂揺らし、愛魂倒しを組み込むと、不思議な感覚と、身体が勝手に動いて、ゆるんで気持ちいいのとで、効果が倍増しています。しかも患者さんともども楽しくなります。以前はただ治ればいいと考えていましたが、それは食べて栄養になればいいという殺風景な考えです。食事はおいしく楽しく食べることも大切です。

浦田紘司先生のホームページを拝見すると、大事なことが書いてあります。

気功教室での練習で先生が生徒さんの頭に触れて気を送ると、その生徒さんは気が流れたためにフラっと倒れこむ。それで一段階レベルが上がるそうです。これを経験しないかぎりレベルが上がらないとありました。

私が浦田先生の講演会で一度、先生の気を受けたときも、四、五秒ほどで意識が薄らいで倒れこみました。気が流れると脳が睡眠状態になるようです。さらには脳内のクリーニングも行なわれ、不要なデータもデリートされるようです。潜在意識の浄化とでもいうべきでしょうか。きれいになるのは気持ちがよいものです。一種の初期化です。

気が流れてフラっと倒れて生徒さんが一ランクレベルが上がるというのは気功能力が上がるということです。磁石にくっついた鉄はそれ自体が磁石になるのと類似しています。火にくっついた紙は自分も火になります。

このフラっとする現象は私の患者さんの大半は経験していますから、皆さんも気功能力がついたということを意味します。第三章㉒の男性はその典型で、彼は何度かの受診のあとで気功が好きになり、私の真似をして余人に触ると、困っていた人が治ってしまいました。それがうれしくてさらにみんなに触って治していると報告してくれました。どう聞いても、私より治療能力は上です。ただ真似をして触っているだけだと言いますが、彼は一瞬で真理をつかんだのです。

触ると治る――それが彼の、私の気功です。シンプルイズベストです。そのシンプルさに尊敬を覚えました。これが基本です。これなら私の患者さんは皆、気功ができていいことになります。古い知識で頭が固まっている私より、みんなが上手でいいのです。パソコンや携帯やスマホに比べるとあくびが出るほどに簡単です。触った瞬間に私より上手だった人もいます（第三章⑭の方）。

触れば治る。

私の使命はそれを知ってもらうことです。

冠光寺流愛魂

保江先生の愛魂の稽古会では、練習中に思いがけなく愛魂の技ができることがあり、これには驚きます。私が真剣に愛を込めて相手の魂を包むと、相手が無力になるのです。そのとき、倒れた相手に、本当ですかと聞きたくなるほどです。ところがその相手が驚きの表情で私を見つめてくれます。本当に技が利いたのです。不思議です。それも雑念なく、何気なくしたときにそんなことが起きます。考えてもわかりません。これも気功と同じです。こんな不思議を体験できると勇気づけられます。

これまで気功をしてきた私は、自分が気功をしているという実感はなく、治った患者さんが喜んだり驚いたり不思議がったりするだけの世界でした。ところが、道場で何十人もの人たちと、互いに技をかけたりかけられたりしながら数時間を過ごしていると、実際に今大勢でこんな不思議なことをしているという幸福感があります。

実際に保江先生に倒された門人にその感想を聞いて、感嘆しました。

「ほかの指導者に倒されるときは、その一瞬、やられたと感じるのに、保江先生にはやられたと意識する瞬間がまったくない。ただ不思議な気持ちよさだけがあって、気がつくと倒れているので、わけがわからない。まるで先生に抱かれているようで、じつに気持ちがいいんです」

この不可解な事態が愛魂の常態です。愛魂は意識してはできません。しかも、できたときはよく思い出せません。つまり意識では認識できないのです。何気なくしていると、ふとできます。

されるほうもわけがわからないこんな状況なのですから、気功で治った患者さんも何がなんだかわかるはずがありません。人間は意識で理解できないことは記憶に残らないようで、治ったことはわかるけど、気功で治ったというふうには残りません、どうもそんな事情があるようです。

それは夢を見たことは憶えているけど、どんな夢かは思い出せないので、そのうちに夢を見たかどうかも忘れてしまうのと似ています。結局、できたときにはできた実感がないという不条理な技なのかもしれません。

キリストは、「右手ですることを左手に知らせるな」と言いました。治った人は喜ぶけれど治されたという実感がないので感謝は湧いてきません。それは倒されていないのに倒れていたので、敗北感がないのと同じです。

これまで一人で気功をしてきましたが、道場はそれを確認する場となっています。新しい発見があります。

愛の宇宙方程式

通常の気功は、天地の気を取り込んで、それを相手へ送るといいます。一度自分の中に入ったものを出すので、自分自身の気も一緒に出ます。気功をすると疲れるとか、病気になるとか、早死にするとか（夕鶴のおつうさんのように自分の命を削ります）、邪気をもらうとか、いろいろいわれます。それなら私はとっくの昔に死んでいます。

保江先生の愛魂の原理は、
人→魂→（愛）→他者の魂→他者
という回路で、他者を変容させることができるというものです。これは私が学んだ佐藤式気功と同じです。人は自分の魂と強くつながることで他人の魂とつながることができる――これを求めて稽古を続けます。

宇宙＝愛。

これは保江先生が示された愛の宇宙方程式です。宇宙は一〇〇パーセント愛からできていて、他の特性はない。宇宙の果てから果てまで、星も太陽も月も、動物も植物も魚も虫も、細菌もウィルスも塵芥《じんかい》も、すべてが愛の法則のもとに存在し、愛でできている（愛の物質化）というのです。

これはアインシュタインのＥ＝ｍｃ二乗の方程式よりはるかに普遍的で偉大です。宇宙＝愛ならば、宇宙の創造主たる神もまた愛だと推察できます。

神が、「宇宙は私だ」「君たちは私だ」「すべては私だ」「私は愛だ」と定義したのです。すべての宗教の経典がこの四フレーズに集約されています。般若心経に当てはめると、「色＝空＝宇宙＝愛」です。

逆に、宇宙の成り立ちから考えると、愛があって気が生じ、気があって量子が生じ、量子があって素粒子が生じ、素粒子があって原子が生じ、原子があって分子が生じ、分子があって物質が生じ、というように、最後に物質が生じる順になります。

すべては一〇〇パーセント愛からできていて、他の素材はないのです。

天地創造は現在も永遠に進行中です

神も仏もない。それとも神は人間を作って人間が苦しんでいるのを眺めて笑っているとでもいうのかという説(無神論)がありますが、違います。神は愛そのものであり、神は喜ぶために自分の一部を物質化して万物を作りました(万物になりました)。

神の体内で、愛の物質化による神の天地創造は現在進行中です。私たちの人生そのものが天地創造の一部であって、私たちが天地創造の一端を担っているのです。全知全能の神が有限宇宙の人間となって世界を生きています。それは魂が肉体をもって人間となっているのと相似しています。

神の一部が人間になるときは、一の無限大分の一、つまりほとんどゼロに近いほどに軽量化されていて、最小限の機能だけを持たされてこの世へ現われます。小惑星「いとかわ」へ行って星のかけら(粉末)を採取し、七年間の宇宙の旅の末に地球へ帰還した惑星探査機「はやぶさ」よりも、はるかにはるかに頼りない、健気な物質界への神からの転身です。

唯一、人間は神との非常用の通信能力を持っていました。魂です。魂は神の形見です。この形見のせいで人間は神を忘れられなかった。神だった記憶は痕跡もなく、宇宙の埃のようでありながら、神に祈っています。

天地創造の任務をよりよく担うには、単純に自分に正直に本気で誠実に生きることでいい人になるのがいちばんです。自分の魂と密接に一体化して天地創造の一端を担うことです。ドラえもん（魂）は、のび太（肉体、人間）を持つことで人間宇宙を楽しみます。

自分の心（のび太）で、自分の魂（ドラえもん）へ働きかけ、深く、強くつながるのです。あとは魂（ドラえもん）と全宇宙がしてくれます。自分の魂と強くつながり一体化すると、のび太なのにドラえもんの能力が発揮できます（これが超能力やヒーリングと思っています）。自分のご先祖（前身）が神であることがわかると、前世もカルマもどうでもよいことになって霧散します。個人的悩みも意味を失います。自分は神が天地創造をするために生まれてきたとわかれば、人生最大の難問（私は何？　何のために生まれてきて、何のために生きているの？）が解決します。自分なりに天地創造の極微版（人間版）を行ないたくなります。つまり自分の人生を生きたくなります。私の場合は気功やヒーリングです。

宇宙＝愛＝魔法

以前は、肝心のところは治癒力を待つだけで、充分に満足できるものではありませんでした。しかし気功に出会い、さらに活人術に出会って変わりました。

癌でいうと、ラストリゾートはホスピスですが、この活人術があれば、死なずに元気に生きられます。これまでの「なんとかしたい、してあげたいけど、できない」が、「できる」に一変します。活人術は楽しく元気づける、勇気づけるだけでなく、通常ならできないことを可能にするキリストの奇跡の業《わざ》です。

私たちが本当に望んでいるものはこれです。私は気功治療でその一端を経験し、冠光寺流柔術で不思議も体験したので、その存在を今は確信できます。

キリストの真実、活人術を知ると、もうそれだけで充分です。「知る」ことは「成る」(できる)ことだからです。気功は技術ではないので、活人術の存在を知っただけで変化します。

簡単にいうと、気功とは天に頼むことですから、気功をするというのは、相手の申請代行をするようなものです。そのような制度があることを知らない、あるいは申請の仕方がわからない人を手伝うだけです。それも弁護士とか、司法書士とか、行政書士とかのむずかしい話ではなくて、昔、車の免許の更新場の周辺に軒を連ねていた代書屋と同じです。自分でできます。私は自分で書いていました。

私はよく魔法の手ですねといわれますが、そうではありません。本当は魔法の手ではなく、魔法の存在なのです。人間は誰もが魔法の存在です。誰かの肩に手を置いて慰めたとき、その人はあなたの心の温かさに慰められるのです。

未開の地からきた人が、蛇口をひねって水が出たときに魔法の蛇口と思っても、本当は魔法の水道システムです。一万円札を持ってうれしいのは、きれいで精巧な印刷のためではなく、それで物が買えるという金融システムのためです。魔法の手ではなく、その手の本体である人間、さらにはその背後にある宇宙すべてが魔法なのです。

人間は魔法の宇宙の一部です。

（おわりに）医学にもパラダイムシフトを

人間も鳥のように空を飛べることを示してくれたのは、およそ百年前の一九〇三年、ライト兄弟のフライヤー号の初飛行です。一回目が三六メートル、二回目が五三メートル、三回目が六一メートル、四回目が二六〇メートルで、機体を損傷して終了しました。

これは現代の琵琶湖を縦断する人力飛行機の三四キロメートルの記録にもはるかに遠く及びません。じつにささやかなものです。しかし人間だって空を飛べるんだという可能性を実現して明示したことが大きいのです。かろうじて宙に浮いて飛んだ小飛行から、新しい時代が始まったからです。

私は大記録を立てずとも、大病院を作らずとも、病気を治すという可能性を実現して示したいと願っています。たぶんそれはライト兄弟が空を飛んだより大変ではありません。

整形外科医である私は気功ができるようになり、気功を使って、痛んだり病んだりしている人を治すようになりました。治すのは楽しいので私は整形外科医を続けますが、自分にできることをただ続けるだけでは中途半端です。気功の機序を学び、可能と考えられることはしたいものです。通常のことは目途がついたので、今後は「気」や「愛」でできることをしたいと考えています。そうすれば、人間は肉の塊ではないことがはっきり証明されます。そうすると現代医学の基盤が変わり、パラダイムシフトが起きるでしょう。

百年前の初飛行から始まった空を飛ぶ夢は、今や宇宙飛行です。いったん始まれば、あっという間にコンピューターからパソコン、携帯、スマホと、世の中は変化を続けたように、変化が常態となります。

医学は、私が学生のころから本当の意味で進歩していません。しかし私がこの八年間で経験したことと同程度のことは、どこかの誰かに起きていると考えるのが自然でしょう。医療の世界だけが人類の変化から隔てられて沈黙しつづけるなどということがあり得ないからです。

ですからある日、この世界もパッと変わります。変わりそうです。私はそれを予感しています。安保徹先生が医学概論を作ってくださいましたので私はそれに続き、具体的な各論としての気や愛を利用した治療を続け、本当の意味の治療が現われるのを待ちたいと願っています。

患者さんをはじめ私を支えてくれた人々に感謝して……

著者

小坂　正（こさか・ただし）
治療に気功をとり入れた整形外科医。小坂整形外科院長。1948年北海道札幌市生まれ。道立釧路江南高校より弘前大学医学部卒業。74年自治医科大学、76年国立国際医療研修センター研修医としてスタートし、関東一円の病院にて臨床経験を積む。85年東京・池袋にて開業。手術を得意とする勤務医時代から一転して“入院・手術前に治す”を目標とする。いわゆる名医、名人、ヒーラーなどの治療法をこの間に模索。2004年ガン宣告を受ける。2005年気功を学ぶ。気功による脊髄麻痺患者の回復体験を機に気功治療を本格的に取り込む。整形外科医から“治らないものを治せる治療家”になるのが夢。対症療法集の医学ではなく、治癒力の回復による健康概念の再構築を目指している。
http://kosakaseikei.xsrv.jp/

身体《からだ》の痛《いた》みを取《と》るには気功《きこう》がいい！
初刷　2013年6月5日
著者　小《こ》坂《さか》　正《ただし》
発行人　山平松生
発行所　株式会社　風雲舎
〒162-0805　東京都新宿区矢来町122　矢来第二ビル
電話　〇三―三二六九―一五一五（代）
FAX　〇三―三二六九―一六〇六
振替　〇〇一六〇―一―七二七七六
URL　http://www.fuun-sha.co.jp/
E-mail　mail@fuun-sha.co.jp
印刷　真生印刷株式会社
製本　株式会社　難波製本
落丁・乱丁本はお取り替えいたします。（検印廃止）

ISBN978-4-938939-72-4

風雲舎の本

トリガーポイントブロックで腰痛は治る！

――どうしたら、この痛みが消えるのか？――

加茂整形外科医院院長　加茂　淳［著］

「トリガーポイントブロック」とは、トリガーポイント（圧痛点）をブロック（遮断）することで、硬くなった筋肉をゆるめ、血行を改善し、痛みの信号が脳に達するのをブロックし、自然治癒が働くきっかけをつくっているのです。

（四六判並製　本体1500円＋税）

腰痛は脳の勘違いだった

――痛みのループからの脱出――

戸澤洋二［著］

腰が痛い。あっちこっちと渡り歩いた。どこの誰も治してくれなかった。自分でトライした。電気回路的に見直したのだ。激痛は、脳の勘違い――脳が痛みのループにはまり込んでいたのだった。

（四六判並製　本体1500円＋税）

麹のちから！

100年、麹屋3代　山元正博［著］

食べ物が美味しくなる／身体にいい／環境を浄化する／ストレスをとる／……麹は天才です

（四六判並製　本体1429円＋税）

がんと告げられたら、ホリスティック医学でやってみませんか。

帯津三敬病院名誉院長　帯津良一［著］

三大療法（手術、放射線、抗がん剤）で行き詰まっても、打つ手はまだあります。諦めることはありません。

（四六判並製　本体1500円＋税）

野生の還元力で体のサビを取る

ミネラル研究家　中山栄基［著］

化学物質がもたらした「大酸化」の時代。還元物質を求め、ついにたどりついた自然の中の理想的なミネラルバランス！

（四六判並製　本体1500円＋税）